江苏科普创作出版扶持计划项目

主 编　陈　罡

副主编　徐　祥　孙　青　邱浣敏

脑病科普十七讲

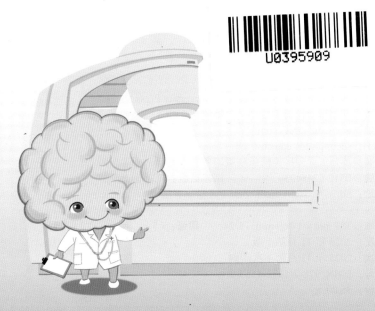

苏州大学出版社
Soochow University Press

图书在版编目（CIP）数据

脑病科普十七讲 / 陈罡主编 . — 苏州：苏州大学
出版社，2023.11
　　ISBN 978-7-5672-4553-2

Ⅰ.①脑…　Ⅱ.①陈…　Ⅲ.脑病—普及读物　Ⅳ.
① R742-49

中国国家版本馆 CIP 数据核字（2023）第 170691 号

书　　　名：脑病科普十七讲
　　　　　　NAOBING KEPU SHIQI JIANG

主　　编：陈　罡
责任编辑：赵晓嬿
装帧设计：吴　钰
插画设计：姑苏阿焦

出版发行：苏州大学出版社（Soochow University Press）
社　　址：苏州市十梓街 1 号　　　邮编：215006
网　　址：www.sudapress.com
E－m a i l：sdcbs@suda.edu.cn
印　　装：苏州工业园区美柯乐制版印务有限责任公司
邮购热线：0512-67480030　　　　销售热线：0512-67481020
网店地址：https://szdxcbs.tmall.com/（天猫旗舰店）

开　　本：787 mm×1 360 mm　1/24　印张：5.5　字数：127 千
版　　次：2023 年 11 月第 1 版
印　　次：2023 年 11 月第 1 次印刷
书　　号：ISBN 978-7-5672-4553-2
定　　价：35.00 元

序言一

　　脑病中最为人熟知的是脑血管病和脑肿瘤。脑血管病是目前我国居民疾病死亡的主要原因，同时也是成年人残疾的常见病因。脑肿瘤指生长于颅内的肿瘤，其发病数约占肿瘤疾病的 5%，儿童肿瘤的 7%，身体其他部位的恶性肿瘤最终会有 20%~30% 转移至颅内成为继发性肿瘤。近 20 年来，神经外科发展迅速，脑血管病和脑肿瘤等疾病得到了更加全面、系统、个性化的诊治。同时，神经外科诊治的疾病谱也越来越广，缺血性脑卒中、神经功能性疾病、脊髓病变等治疗都有了长足的进步。"脑病"的范围也逐渐从脑部病损扩大到整个中枢神经系统疾病。

　　中枢神经系统疾病具有发病率低、病情复杂、病情危重以及预后差的特点，因此大众往往谈"脑病"色变。而中枢神经系统知识的复杂性，使得其科普教育很难推广。目前，虽然网络上有一些神经外科疾病的相关知识，但往往只针对具体某一种疾病，很少有神经外科系列疾病的介绍。此外，社区或医院进行的神经外科疾病讲座，受众大多是患者及其家属。大众获取通俗易懂的神经外科系列疾病知识的途径仍相当匮乏。

　　《脑病科普十七讲》是由苏州大学临床医学研究院院长、苏州大学附属第一医院副院长陈罡组织相关专业人士编写的一本适合大众了解脑病的科学普及读物。陈罡院长不仅具有扎实、专业的神经外科知识，而且在多年与患者及家属的沟通过程中，总结并凝练出最适合大众理解和接受的言语。以此为基础，本书运用通俗易懂的语言介绍了神经外科常见疾病。每个篇章讲述一类脑病，大多以门诊或病房最常见的场景作为开篇，增加了本书的真实性和可读性，而结尾处用"知识小卡片"专业、精要地对疾病进行总结，使得本书兼具通俗性和专业性。本书最大的特色是针对每类脑病，以视频的方式进行讲解，大大增加了本书的趣味性。《脑病科普十七讲》非常适合在大众尤其是青少年中推广。相信这本书将会对神经外科疾病的科普教育产生极大的推动作用。

由于中枢神经系统的复杂性，本书很难对每种具体疾病进行面面俱到的介绍。希望本书的脑病知识能够帮助更多的群众了解神经系统疾病，同时能为脑病患者选择治疗方式提供一定的参考意见。

陈晓耿

中国工程院院士

2023 年 10 月

序言二

随着大众对健康生活的重视与关注，医学科普类话题成为公众关注的焦点。但在神经外科领域，由于专业的复杂性，其科普推广一直难见成效。

"罡院长谈脑病"是陈罡院长在苏州大学附属第一医院微信公众号上推送的系列科普文章，迄今该系列一共推出 17 期，获得了广大读者的热烈欢迎和阅读转发，为神经外科患者选择治疗方案提供了重要参考。

为进一步科学普及神经外科专业疾病及最新治疗进展，陈罡院长主编了《脑病科普十七讲》一书。该书不仅具有专业的神经外科知识，同时每个篇章都有具体的临床场景，使得该书更容易被大众接受和理解。本书几乎涵盖神经外科各类常见疾病，不仅包括常见的脑血管病、脑肿瘤常规治疗以及最新临床进展，还介绍了一些神经外科新型治疗手段，如脑机接口、昏迷促醒术、健侧颈 7 神经移位术等。

为了加强该书的阅读性和接受性，陈罡院长在创作上不仅采用了图文结合的方式，也融入了当下流行的短视频。本书在每类脑病介绍后都配有二维码，通过二维码扫描可以观看相关疾病的视频介绍。视频内容不仅包括专业知识的解读，还结合疾病的发病季节、患者年龄和性别差异等特点，用幽默风趣的语言介绍疾病定义、流行病学、治疗及预后等内容。这大大增加了该书的趣味性及可读性。

目前，大众对脑卒中类疾病的科普知识较为熟悉，但是对脑肿瘤、神经功能性疾病、缺血性脑卒中的外科治疗等却知之甚少。本书以陈罡院长扎实的神经外科专业知识为基础，结合其丰富的临床经验，最终以通俗易懂的语言向大众展示神经外科系列疾病。

　　健康科普，任重道远。陈罡院长在这方面做出了积极的贡献，相信本书能够为脑病知识的科普带来深远影响。

欧洲科学院院士

2023 年 10 月

目录

颅内动脉瘤

"颅内炸弹"被引爆，只有 1/3 的人有可能回归正常生活！

以前认为，颅内动脉瘤很少见，发病率才（7~10）/10 万。可其实现实情况触目惊心！

随着医学尤其是影像学的发展，越来越多的颅内未破裂动脉瘤被发现。最新研究表明，约 7% 的中国成年人有颅内动脉瘤。我们第一讲就来说说"颅内炸弹"——动脉瘤。

颅内动脉瘤，并非罕见

在《权力的游戏》中饰演"龙妈"的演员艾米莉亚·克拉克，经历过两次颅内动脉瘤破裂。她接受过介入治疗和开颅手术，两次与死亡擦肩而过，她称自己"很幸运"。

但曾联手战胜世界法西斯势力的历史著名人物丘吉尔、罗斯福和斯大林就没这样的好运气了，他们先后死于脑出血。对于他们而言，真正的敌人只有一个，就是颅内动脉瘤。

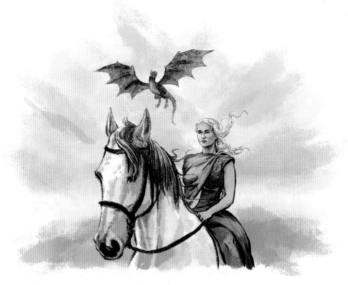

"龙妈"扮演者经历过两次颅内动脉瘤破裂

 颅内动脉瘤，是什么？

颅内动脉瘤是由于颅内动脉血管局部先天性缺损或腔内血管压力增高形成的囊性膨出。

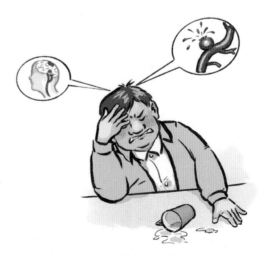

颅内动脉瘤多有逐渐增长的倾向，是引起颅内蛛网膜下腔出血的首要原因。其引起的蛛网膜下腔出血的病例数约占整个蛛网膜下腔出血病例数的80%以上。

颅内动脉瘤破裂

打个比方，如汽车轮胎在出厂的时候是次品或者用久了，就会形成一个鼓包，不去修补它，它就可能引起爆胎。

脑血管上也有可能因为血压的作用形成鼓包，这些鼓包就是动脉瘤，如果不及时或未正确治疗，极有可能发生破裂。

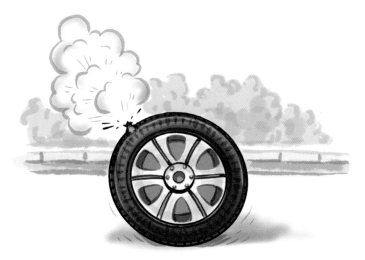

动脉瘤破裂就像高速行驶的汽车轮胎爆胎一样危险

 颅内动脉瘤，怎么发现？

颅内动脉瘤分为未破裂动脉瘤和破裂动脉瘤。

未破裂动脉瘤平常很少有神经系统症状，除非一些特殊部位的动脉瘤长得较大，可能引起头疼、眼胀、瞳孔散大、眼睑下垂等临床表现。大部分的未破裂动脉瘤都是在体检中发现的，只有做血管检查才能看到。

　　而破裂动脉瘤的临床表现为突然出现剧烈的头疼，有头要炸开的感觉，难以忍受，此外还有喷射性的呕吐、颈项强直、大汗淋漓，继之可发生意识障碍和肢体瘫痪。特殊部位的动脉瘤破裂可表现为四肢强直、生命体征紊乱，严重者危及患者健康和生命。

　　颅内动脉瘤一旦破裂，约 1/3 的人当场死亡，来不了医院；约 1/3 的人将在医院度过一段艰难时期，最终还是不能完全康复走出医院，或是留下重度残疾；只有约 1/3 的人经过医师的努力，有可能回到正常的生活和工作中。

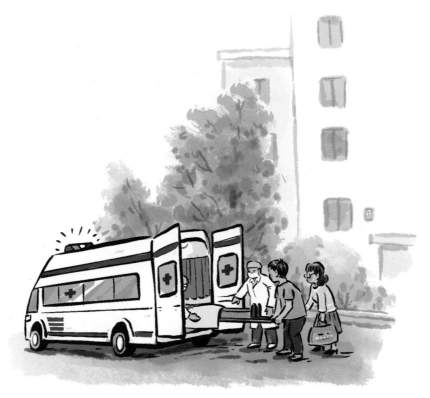

抢救

颅内动脉瘤，如何防？

中老年人应该及时进行血管检查，就是最简单的 CTA（CT 血管成像）检查，脑血管的检查对颅内动脉瘤的检出率是非常高的！

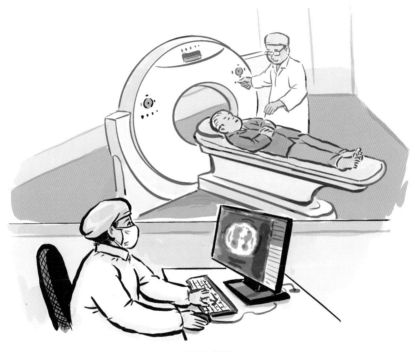

CTA 检查

科学规律的作息对于预防动脉瘤破裂非常重要。如果发现颅内动脉瘤，要情绪乐观，防止血压升高；要戒烟戒酒，降血脂、降血糖；要保持大便通畅，避免剧烈运动、情绪变化等。这样才能有效地预防颅内动脉瘤的破裂。

如果患者自身有颅内动脉瘤，已知病情但没有治疗，一旦出现头疼、呕吐、颈部不适等症状时，要警惕颅内动脉瘤可能出现破裂，及时到医院就诊。

颅内动脉瘤，如何治？

一旦发现颅内动脉瘤，即使是未破裂动脉瘤，也应尽早请专业神经外科医师评估破裂的风险。而对于破裂的动脉瘤，除非情况特殊，否则都要进行外科治疗，一般采用开颅显微手术夹闭和介入两种治疗方法。

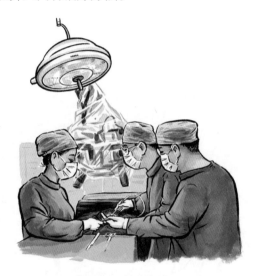

开颅显微手术

目前，介入治疗逐渐引领时代趋势，但由于其费用高昂，在中国开颅显微手术仍然占据重要地位。手术中，神经外科医师能够很快地在手术显微镜下找到动脉瘤，并使出血相对可控，在保证载瘤动脉通畅的情况下把动脉瘤夹闭。同时，能够清除蛛网膜下腔内的出血，起到预防脑水肿、减轻脑痉挛的效果，必要时可以同时兼顾去骨瓣减压，提高安全性。

介入手术治疗的优势是更加微创，甚至无创，通过大腿根部的股动脉穿刺把导丝放入脑内动脉瘤腔里面，将动脉瘤腔完全地栓塞闭合，从而达到治疗的效果。其不足之处是价格昂贵，此外术中动脉瘤一旦破裂，不如开颅手术易于掌控。

罡院长的特别提醒

预防和治疗颅内动脉瘤需要患者配合医师一起努力，通过改变自己的生活习惯和工作方式，定期检查，及时治疗，最终争取顺利"拆弹"，获得完美的人生！

知识小卡片

颅内动脉瘤

定义：颅内动脉瘤通常指位于血管分叉处动脉壁上异常膨出形成的瘤样突起，是导致蛛网膜下腔出血的首要原因。虽然名字中带有"瘤"字，但其本身并非肿瘤病变。

流行病学：在我国，颅内动脉瘤的患病率为 $1\%\sim7\%$，其好发于 $40\sim60$ 岁人群，以女性多见，颅内动脉瘤破裂患者死亡率高达 $20\%\sim50\%$。动脉瘤破裂后会发生再次破裂，第二次破裂患者死亡率高达 70%。

临床表现：临床上，颅内动脉瘤可分为未破裂动脉瘤和破裂动脉瘤。未破裂动脉瘤通常无任何症状，不易发现；少数情况下可因动脉瘤本身压迫动眼神经引起动眼神经麻痹而被发现。破裂动脉瘤的临床症状十分典型，主要表现为突然出现剧烈的头疼，难以忍受，此外还有喷射性的呕吐、颈项强直、大汗淋漓，继之可发生意识障碍和肢体瘫痪。

治疗方式：颅内动脉瘤的治疗方式包括保守治疗、开颅显微手术夹闭、血管栓塞术、动脉瘤搭桥术等。

视频资源

7% 的中国成
年人都有颅
内动脉瘤!

动脉瘤是怎
么形成的?

动脉瘤可以
预防吗?

动脉瘤颅内不
定时炸弹!

动脉瘤破裂
前症状

动脉瘤人工
智能评估

龙妈两次患
动脉瘤罕见
幸运存活!

02 垂体瘤

月经紊乱、视力下降，元凶竟然蛰伏在脑子里！

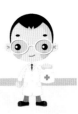

周一，罡院长的门诊上来了这样一位患者。

25 岁的小王在苏州工业园区工作，是"白领"一族，目前还是"单身狗"状态。近 3 个月来，她月经紊乱，经量减少，这几天竟然还出现了分泌乳汁的状况，真是十分尴尬。心知不对，她立刻来到苏州大学附属第一医院妇科就诊。抽血检查后发现，一个叫催乳素的指标竟然高达正常值的约 20 倍！最终，在妇科医师的建议下，她来到了神经外科门诊，找到了正在坐诊的罡院长。

罡院长详细了解病情后，为她安排做了垂体磁共振检查。结果证实：小王患上了垂体瘤。"垂体瘤是一种良性肿瘤，可以先用药物治疗……"在神经外科门诊的诊室里，面对小王的迷茫无措，罡院长为她一一解惑。

月经紊乱、停经溢乳难道不是妇科问题吗？

这些症状与脑垂体有什么关系呢？

治疗这个"脑瘤"要终身吃药吗？

小王在被确诊患病后，反复提出这三个问题。罡院长说："这也是此类疾病患者的共同问题。"

 垂体虽小，却长在了大脑的核心区域

垂体，作为颅内特殊又无比重要的器官，仅有豌豆大小，却位于颅内核心区域——垂体窝，独门独户。

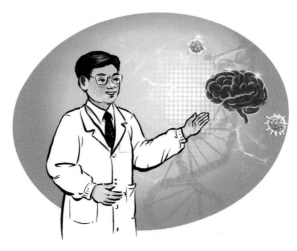

垂体位于颅内核心区域

垂体是人体最重要的内分泌腺，是人体神经内分泌系统的总司令部，也是利用激素调节身体健康平衡的"总开关"，控制多种对代谢、生长、发育、生殖等有重要作用的激素的分泌。其还可以储存下丘脑分泌的抗利尿激素。

垂体长瘤，临床表现丰富多样

垂体瘤是颅内最常见的良性肿瘤之一，约占颅内肿瘤的 10%～20%。根据分泌激素的情况，垂体瘤可分为功能性垂体瘤（肿瘤细胞分泌催乳素、生长激素、促肾上腺皮质激素等）和无功能性垂体瘤（肿瘤细胞不分泌激素）。

催乳素型垂体瘤

催乳素型垂体瘤是最常见的一种垂体瘤，约占功能性垂体瘤的一半，好发于育龄期妇女，可分泌过量的催乳素，引起雌、孕激素分泌不足，最终引起月经紊乱、稀少甚至闭经。此外，高催乳素还作用于乳腺导管细胞，引起乳汁分泌。

除此之外，垂体瘤常因激素分泌异常或过多，以及肿瘤增大压迫等引起头痛、视力减退、视野缺损和眼底改变、肢端肥大、不孕不育或阳痿等临床症状。

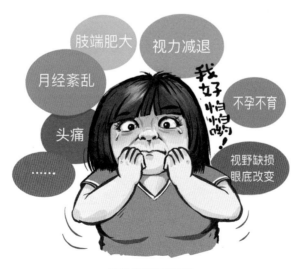

垂体瘤的临床症状

症状相似，怀疑垂体瘤，该怎么办？

如果有上述类似症状，应及时到医院就诊。

专业的医务人员根据临床表现、垂体内分泌血液检查、垂体磁共振检查、视力视野检查等方面的证据，可准确做出垂体瘤的诊断。千万不要因为个人隐私问题羞于启齿，最终耽误自己的病情！

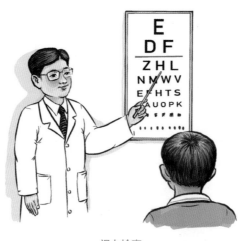

视力检查

 确诊垂体瘤，我还有救吗？

当然有救！垂体瘤的治疗包括三种方法：药物治疗、手术治疗和放射治疗。

1. 药物治疗

最常见的催乳素型垂体瘤应首先考虑药物治疗，多巴胺受体激动剂（溴隐亭和卡麦角林）可有效降低血清催乳素的水平，缩小肿瘤体积，进而改善临床症状。其中，溴隐亭由于经济易买、安全有效，是首选治疗药物。

当然，部分药物治疗无效时，或者因药物不良反应巨大而无法耐受或服药期间出现剧烈头痛、视力急剧下降等垂体卒中者仍需要手术治疗。

2. 手术治疗

除了催乳素型垂体瘤，其他类型垂体瘤均首选手术治疗。手术分为开颅手术和神经内镜手术。

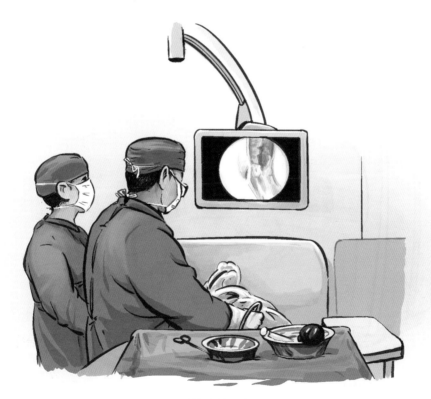

神经内镜手术

目前，经鼻神经内镜微创手术是切除垂体瘤的最先进的手术方式，可完全切除绝大多数垂体瘤。其优势在于不用开颅，头部没有手术瘢痕，连头发都不用剃掉，对于患者的容貌没有过多的影响。

当然，对于一些复杂的巨大垂体瘤，由于其侵犯范围广，必须采用开颅手术。

3. 放射治疗

最常见的放射治疗方法是伽玛刀，但其并不是治疗垂体瘤的首选方式，只是药物和手术治疗的补充。由于放射治疗后相当一部分患者会出现垂体功能低下，进而导致生活质量下降，所以其主要适用于术后肿瘤残留、不能耐受手术或者药物的少数患者。

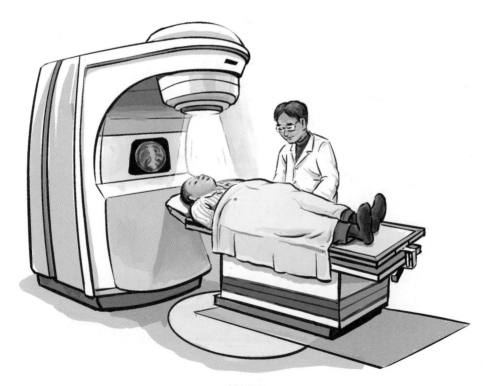

放射治疗

罡院长的特别提醒

当女性出现原因不明的月经紊乱、停经溢乳、不孕不育或者视力下降时，除了至妇科和眼科进行相关检查外，还应到神经外科进行全面检查，及时诊断治疗，以免贻误病情。

知识小卡片

垂体瘤

定义：垂体瘤是指起源于腺垂体、神经垂体以及胚胎期颅咽管囊残余鳞状上皮细胞的一类中枢神经系统肿瘤，常导致患者视力下降、内分泌失调等症状。

流行病学：垂体瘤属于良性腺瘤，是最常见的颅内肿瘤之一（发病率居第二），约占颅内肿瘤的10%。男性发病率略低于女性，高发年龄在20～60岁之间。

临床表现：主要表现为激素分泌异常、占位效应引起的头痛、视力减退等症状和垂体卒中综合征。

治疗方式：垂体瘤的治疗包括药物治疗、手术治疗和放射治疗。手术治疗的目的是切除肿瘤、缓解临床症状、保护或恢复垂体功能并防止复发。垂体瘤切除是安全可靠的。在治疗方案的选择上，优先考虑的手术入路是经鼻–蝶入路，对于完全切除、临床治愈的垂体瘤，无须常规行放射治疗。

视频资源

鞋码突然变大？可能得了垂体瘤！

月经紊乱竟然是脑子出问题了？

男性觉得不太行可能是脑子出了问题！

垂体瘤是恶性还是良性肿瘤？

垂体瘤这种情况需要停药手术！

垂体瘤3种治疗方案该怎么选？

03 脑积水

老人失智、尿失禁就是"老年痴呆"？非也非也，可能是脑子"进水"了！

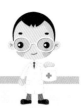

63 岁的王老伯找到罡院长。"人未近，味已至"，在儿子的搀扶下，王老伯挪步而至。

以前的王老伯是一位风度翩翩、言谈举止相当得体的教师。可是，刚从岗位上退下没多久，他就经常忘事，记忆力明显下降，走路越来越慢，最近竟连小便也常常尿在身上。

王老伯这是怎么啦？旁人都说王老伯患上了"老年痴呆"。只有儿子不忍心看昔日为人师表的老父亲如此，带着他多处问诊。

神经内科、骨科、泌尿外科看了个遍，最终不少医师推荐他来神经外科门诊试试。罡院长了解情况后，立即为王老伯安排了头颅 CT 检查。终于，谜底揭晓了……

"老年痴呆"？非也非也，其实是脑子"进水"了！

王老伯得了脑积水，属原发性正常压力脑积水。此病是发病率高、发现率低、治疗方法比较复杂的神经外科疾病之一，需要临床经验丰富的专科医师进行诊断和治疗。

既然是"正常压力"，为何还会有脑积水？

何为"正常压力脑积水"？

正常压力脑积水（normal pressure hydrocephalus，NPH）是由各种原因导致的脑脊液的循环或吸收障碍引起的脑室扩张、脑实质容积减少的一类疾病。

一般人脑脊液的压强为 80～180 mm 高水柱产生的压强，其必然导致压力的增高。此类患者虽有脑积水，但压力却正常，此病因此得名。

正常　　　　　脑积水

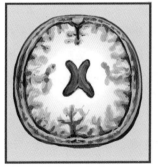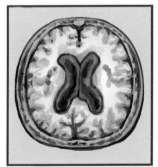

脑积水示意图

如何知道是否患病？

脑积水是以认知障碍、步态不稳和尿失禁三大症状为主要特征的疾病。

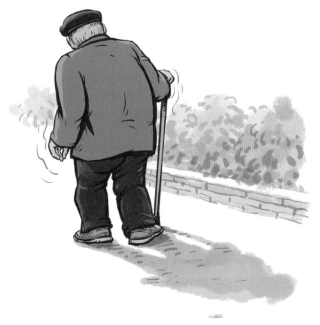

步态不稳

需要提醒的是，并非所有患者均具有这三种症状。在三种症状中，最为常见的症状是步态不稳。此外，这三种典型症状同样见于其他疾病，故诊断的要点是脑室扩大。

步态特点	膀胱症状	精神症状
碎步	尿频	冷漠、淡漠
行走迟缓	尿急	记忆力障碍
步态广泛或不规则	完全性尿失禁	注意力不集中
拖地行走	大便失禁（少见）	精神运动迟缓

脑积水典型症状

谁来诊断?

由于这种疾病的临床表现极易与帕金森病、阿尔茨海默病、血管性痴呆等混淆，所以其筛查、评估、诊断和治疗是一个系统工程，需要神经内科、神经外科、老年科、泌尿外科、康复科及影像科等多学科团队会诊治疗，多类型专业人员的参与，做好早期诊断、正确治疗才可以改善或逆转病情。

但需要注意的是，正常压力脑积水患者是可以通过外科干预取得较好疗效的。术后患者症状能得到不同程度的改善，甚至可以逆转痴呆（也称为可逆性痴呆），回归社会和正常生活。

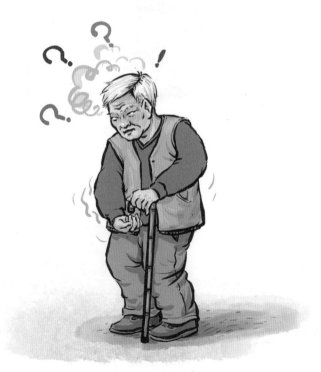

"老年痴呆"可能是脑子"进水"

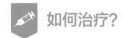 **如何治疗?**

脑积水治疗的标准方法便是脑室–腹腔分流术。此手术方式的技术较成熟，并发症发生率较低。

此外，治疗方式还包括腰大池–腹腔分流术。腰大池–腹腔分流术对病因不明的正常压力脑积水患者有明确疗效，相对安全，主要针对患者或家属不愿意经颅手术的情况。其可作为脑室–腹腔分流术的替代治疗，操作流程相对简单，且不进行颅内侵入性操作，有较低的感染风险，但分流效果不稳定，并发症发生率较高。

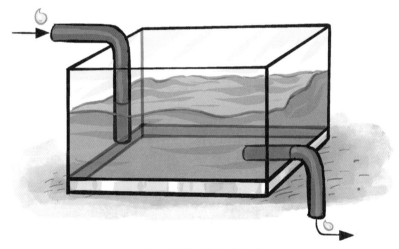

脑积水的治疗就像"排水"

其他手术分流方法还包括脑室–心房分流术、脑室–静脉窦分流术、脑室–胸腔分流术等；内镜下第三脑室底造瘘术为梗阻性脑积水的主要术式，目前较少用于正常压力脑积水的治疗。

罡院长的特别提醒

患者如出现步态不稳、尿失禁、痴呆 / 认知障碍等症状（特别是 60 岁以上的老年人），在神经内科、老年科、泌尿外科等科室治疗后仍不能好转，需要至神经外科就诊明确诊断。专家团队会针对患者自身情况，制订个体化的诊断、治疗计划。多学科会诊可为患者带来更加精准和便利的医疗服务。

知识小卡片

正常压力脑积水

定义：正常压力脑积水是指影像上各脑室扩大，但脑脊液压强正常的交通性脑积水综合征。正常压力脑积水病程进展缓慢，病情逐渐加重，最终引起患者神经功能受损和活动受限。

流行病学：据统计，正常压力脑积水的患病率和发病率在 21.9/10 万和 5.5/10 万，60～80 岁老年人为主要发病人群，在年龄超过 65 岁的人群中发病率可高达 1.3%。

临床表现：正常压力脑积水典型的临床表现为哈奇姆（Hakim）三联征，即认知障碍、步态不稳和尿失禁。

治疗方式：目前对于正常压力脑积水最常用的手术方法为脑室–腹腔分流术，术后 50%～70% 的患者症状有明显改善，脑室–心房分流术适用于有腹部病变的患者，此外还有腰大池–腹腔分流术和神经内镜下第三脑室底造瘘术等术式。

视频资源

出现这三个
症状可能是
脑积水哦!

老年痴呆?
可能是假象

脑积水诱发
原因

脑脊液动态
平衡

脑子进的"水"
是什么水?

04

癫痫

"羊癫疯"
不再疯，"术来
疯止"好神奇！

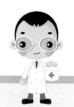

　　罡院长周一的专家门诊上又来了一位新患者。

　　黄阿姨患有"癫痫"20余年。癫痫也就是我们俗称的"羊癫疯"。

　　她平时服药，但病情控制并不理想。上周她又发病了——双眼上翻，四肢抽搐，大小便失禁，被"120"紧急送往苏州大学附属第一医院。

　　听说现在治疗癫痫有了新技术，黄阿姨在家人的陪同下找到了罡院长……

什么是癫痫？

癫痫是大脑神经元突发性异常放电，导致短暂的大脑功能障碍的一种慢性疾病，俗称"羊角疯"或"羊癫疯"。其发病率较高，可发生于任何年龄，青少年尤为多见。

癫痫患者发作时多表现为昏倒在地、四肢抽搐、两眼上视、口吐涎沫、小便失禁，这些症状数秒或几分钟后消失。

也有的患者出现短暂的意识障碍、头晕心慌、嘴巴咀嚼、流口水等症状，称为"小发作"。

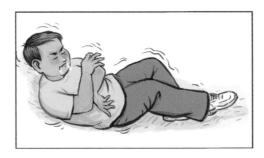

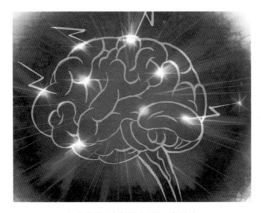

癫痫发作时大脑皮层异常放电

癫痫有什么危害?

1. 脑功能的损害

癫痫每发作一次，脑细胞就损害一次。如果癫痫长期反复发作，患者会智能下降，最后逐渐丧失工作、生活能力。

2. 意外伤亡

癫痫发作不受控制，因此患者容易出现摔伤、烫伤、溺水、交通事故等意外伤亡。

3. 精神创伤

癫痫经常发作会给患者就业、婚姻、家庭生活带来影响，因而患者的精神活动常常较压抑，身心健康受到影响。

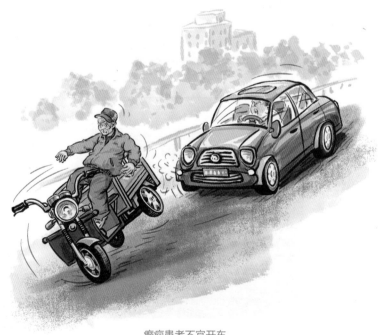

癫痫患者不宜开车

癫痫治疗有没有"神招"？

约 70% 的癫痫患者通过药物治疗，病情得到很好的控制；约 30% 的患者药物治疗效果不佳，这种癫痫称为"药物难治性癫痫"。

以前面提到的黄阿姨为例，癫痫全套磁共振、视频脑电图等检查证实黄阿姨脑部左侧的海马发生了萎缩硬化，从而导致癫痫发作。

药物难治性癫痫中很大一部分可以通过手术的方法控制发作，黄阿姨脑部存在的"海马硬化"是最常见的病因。药物难治性癫痫发病率高、诊断率低，是治疗方法比较复杂的神经外科疾病之一，需要临床经验丰富的专科医师进行诊断和治疗。

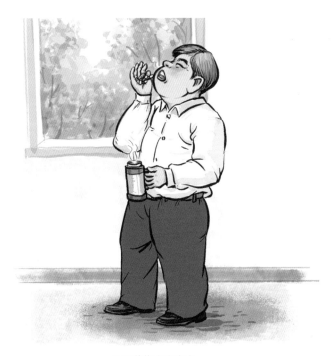

口服药物治疗癫痫

网上超多高科技治疗方法可信吗？

头部"埋瓷片"、背部"埋线"、神经调理法、干细胞移植……这是网上出现最多的所谓"癫痫医院"宣传的高科技方法。

但不得不遗憾地告诉您：这些方法均没有科学根据！

绝大多数所谓的专治癫痫的"老中医""老军医""无毒副作用的中药偏方"，也是骗人的。擦亮双眼，谨防上当！

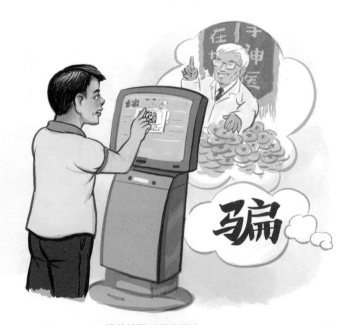

规范就医，谨防受骗

那 30% 不幸的患者可以手术吗?

如果患有癫痫很多年,每天都在吃药,但还是会发病,这种情况可以通过手术"断根"吗?

如果患者正确服用 2 种或 2 种以上的癫痫药物仍在发病,需要考虑做术前评估,了解是否能通过手术控制发作。

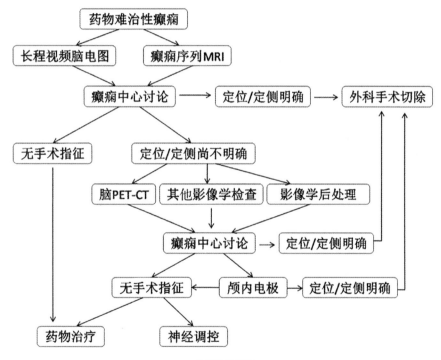

术前评估流程

注: MRI 为磁共振, PET-CT 为正电子发射计算机断层显像。

需要开颅吗？手术有无风险？

癫痫手术包括根治性手术和神经调控手术。根治性手术需要开颅，但随着现在对颅脑解剖知识的熟练掌握以及个体化三维颅脑重建融合技术的应用，开颅手术越来越微创化、精准和安全。

经统计，作者所在科室癫痫患者的手术有效率超过 90%，术后无发作率接近 80%，术后严重并发症的发生率不到 1%。所以癫痫手术相对安全，风险可控，大批患者在术后实现了无发作并减停药，回归正常的生活和工作。

神经调控手术主要适用于多灶、致痫灶位于功能区且磁共振呈阴性的患者，属于微创手术，费用昂贵且手术的疗效不如根治性手术。

神经外科多学科团队的评估方案：长程视频脑电图，癫痫专用序列三维 3.0T 磁共振，正电子发射计算机断层显像（PET-CT）及多种影像后处理、脑电图后处理方法。

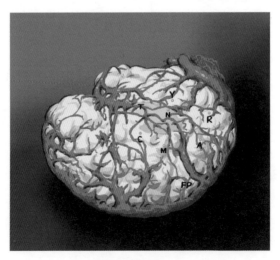

影像后处理（影像融合）

罡院长的特别提醒

患者如果出现发作性愣神、心慌、恐惧、肢体抽搐等症状，在神经内科、心血管内科、精神科等科室治疗后仍不能好转，需要至神经外科就诊明确诊断。专家团队会针对患者自身情况，制订个体化的诊断、治疗计划，通过多学科会诊给患者带来更加精准和便利的医疗服务。

知识小卡片

癫　痫

定义：癫痫是一种反复发作的以意识障碍、抽搐、知觉障碍、感觉异常而导致的精神、行为、情感以及内脏功能紊乱为基本特征的综合征。目前认为癫痫发作是脑内大量神经细胞不正常同步性过度放电导致的。

流行病学：全球大约有 5 000 万癫痫患者。在高收入国家，癫痫每年确诊率约为 49/10 万；而在低收入国家，确诊率高达 139/10 万。我国约有 600 万左右的活动性癫痫患者，同时每年有 40 万左右新发癫痫患者，总体患病率在 0.5%～0.7%。

临床表现：惊厥（俗称"抽风"）、痉挛、失神、抽搐、无意识动作（自动症）、视觉障碍、感觉障碍、腹部不适、精神症状等。大脑神经细胞过度兴奋范围不同，临床症状各异。

治疗方式：目前，癫痫的治疗方法较多，近年来在药物治疗、神经调控等方面都有许多进展，现在常用的治疗方法可以分为癫痫药物治疗、癫痫外科治疗（包括神经调控手术）及生酮饮食。对于 30% 的药物治疗效果不佳的患者，用外科手术来进行干预是很好的选择。

视频资源

不容小觑的
"癫痫"

癫痫危害知
多少

治疗癫痫用药
还是手术?

开颅手术后会
得癫痫吗?

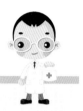

在罡院长周一的门诊上,来了位复诊的患者。

患者:"罡院长,您还认识我不?"

罡院长:"当然!只是上次门诊见你捂着嘴巴痛不欲生,现在精神奕奕、神采飞扬,恢复得不错啊!"

患者:"是非常好!强烈建议您把给我用的这个好方法科普给更多人!"

这名复诊患者陆女士三叉神经痛多年,服药效果不明显,疼起来寝食难安。在关注罡院长在微信公众号发布的科普系列文章后,她来到罡院长的门诊上。经过严格的术前检查和评估,罡院长为她做了三叉神经微血管减压术。术后陆女士的疼痛症状立刻消失了。住院5天后,她顺利出院。

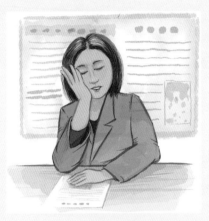

颜面部疼痛

什么是三叉神经痛

大脑是人类最精密巧妙的器官，颅内密布着神经和血管。如果血管与神经"撞车"，尤其是血管碰上了敏感神经，颅内就会出现神经"短路"，由此便会引起颜面部剧痛，称为三叉神经痛。

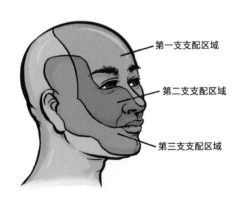

第一支支配区域

第二支支配区域

第三支支配区域

三叉神经支配范围

　　如何将神经和血管分开，就成了治疗三叉神经痛的关键。用微血管减压术（MVD）治疗三叉神经痛，就可以将"撞车"的血管和神经有效分离，并在两者间垫上"棉片"，将其阻隔开来，从而根治三叉神经痛。

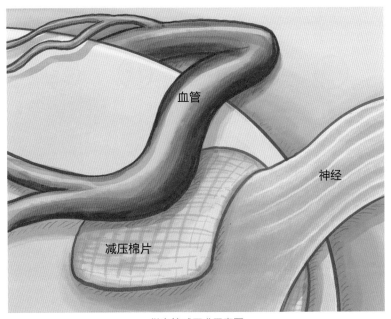

微血管减压术示意图

庞大的患病人群

　　如果把疼痛分个等级，三叉神经痛属于最高级别，被称为"天下第一痛"。

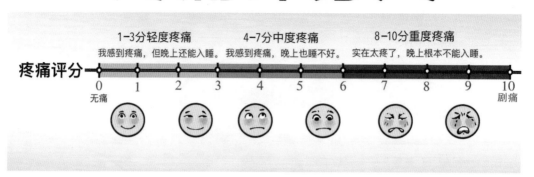

疼痛等级评分

患有这种疾病的人，往往会觉得脸上有抽痛，痛感由面部内侧往外侧窜，痛起来如同刀割或电击一般。

神经外科的门诊上经常会有三叉神经痛患者，他们非常痛苦，生活质量受到严重影响。

据统计，国内三叉神经痛的患病率为每年 183/10 万，以苏州 1 300 万人口的基数来推算，每年苏州市三叉神经痛的患者约为 2 万人。

患有三叉神经痛者多为 40～70 岁的中老年人，而且女性略多于男性。

 神奇的微创手术

微血管减压术是当前治疗顽固性三叉神经痛最有效的方法。

手术方式

罡院长介绍，在这种手术中通过耳后微创切口，手术医师在显微镜下可以全程看到三叉神经的颅内段，并辨认三叉神经周围的所有分支血管，以此来找出直接压迫、接触或推挤、缠绕神经的"肇事"血管。

然后，手术医师会轻柔、缓慢地将血管推开，或将血管与神经分离。在分离或减压充分后，医师在血管和神经之间放入涤纶片或其他特制阻隔片，用围套、悬吊等减压法使两者充分隔离，从而实现从根源上消除三叉神经痛。

微血管减压术的优势——小而强，有技巧

微血管减压术是微创的解剖手术，神经外科医师在显微镜下精细操作，需要娴熟的显微操作技巧，患者手术损伤小。

该手术可以保留患者神经功能，患者不会出现面部麻木等症状，较少遗留永久性神经功能障碍。

该手术直接将"肇事"血管和神经进行隔离，从病因上解决了疾病。因此，这个"小"手术其实是微创的精细手术，能解决大问题，真正小而强，有技巧！

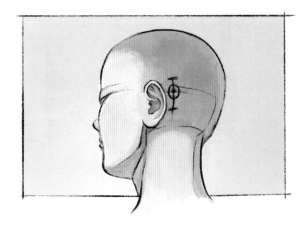

手术切口示意图

用数据说话

微血管减压术治疗三叉神经痛的效果如何呢？

据了解，微血管减压术是目前国际公认的治疗三叉神经痛最安全、最有效的方法。除不能耐受手术的患者外，其他相关患者均适合微血管减压术。

有文献证实，术后疗效非常确切，一般术后疼痛缓解满意率在90%以上。十年随访的结果提示，该手术之后三叉神经痛的复发率小于10%。

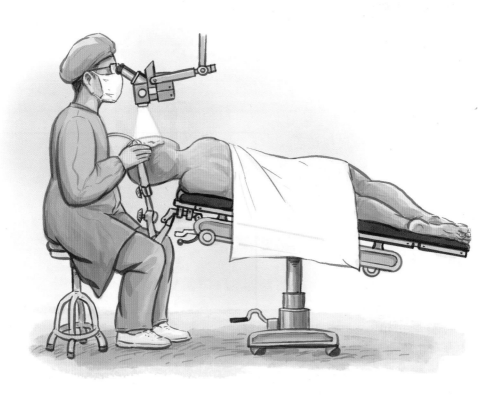

微血管减压术示意图

最常见的手术并不意味着万无一失，术后患者也常会出现听力减退、面部感觉减退等并发症。但随着显微外科技术的提高，在经验丰富的神经外科或医疗机构做手术的话，这些并发症的发生率低于 5%。

罡院长的特别提醒

三叉神经痛让你痛不欲生，神经外科"小"手术能让你告别疼痛。

微血管减压术是目前唯一能够根治三叉神经痛的方法，穿刺注射无水乙醇、穿刺射频消融、穿刺球囊压迫以及伽玛刀治疗等都不能解除血管对三叉神经的压迫，不能从根本上解决问题，只能作为辅助治疗方法。

知识小卡片

三叉神经痛

定义：三叉神经痛是指局限在三叉神经支配区内的一种反复发作的短暂性阵发性剧痛，是一种临床常见的颅神经疾病。

流行病学：三叉神经痛人群患病率为 183/10 万，年发病率为（3～5）/10 万，其多发生于成年人，70%～80% 的病例发生在 40 岁以上，高峰年龄在 48～59 岁。

临床表现：疼痛性质为剧烈疼痛，如刀割、电击、撕裂样锐性剧痛；疼痛部位局限于颜面部三叉神经分布区域内；有明显的扳机点，也叫"触发点"，当患者刷牙、进食、喝水、讲话时诱发；一般局限于一侧。

治疗方式：药物治疗是三叉神经痛治疗的首选方式，卡马西平治疗对大部分原发性三叉神经痛患者有效。但随着时间的推移，药物治疗的效果可能会变差，还有部分患者无法耐受药物副作用。出现这种情况时，可以尽早考虑外科手术治疗。外科手术方式有多种，包括经皮三叉神经半月神经节射频温控热凝术、

Meckel's 囊球囊压迫术及微血管减压术。微血管减压术作为典型三叉神经痛患者的一线手术治疗方案，目前被认为是治疗三叉神经痛疗效最好和缓解持续时间最长的治疗方法，术后疼痛完全缓解率大于90%，术后1、3和5年的疼痛完全缓解率分别能够达到80%、75%和73%。

视频资源

牙疼别急着拔！可能是三叉神经痛

颜面部疼痛，当心脑部有肿瘤！

三叉神经痛究竟是怎么回事？

三叉神经痛什么时候需手术？

三叉神经痛这种情况下一定要停药！

手术前三维重建为什么一定要做？

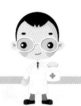

王老师来到罡院长的门诊，按预约办理入院，计划进行面肌痉挛的微血管减压术。

虽然王老师笑容可掬，可仔细观察会发现，她的左眼一直在跳，持续时连带左侧口角甚至半边面部都抽搐，且间隔时间很短。

王老师苦笑着说："这个毛病可太痛苦了，平时给学生上课也不由自主地抽搐，半边脸甚至都是歪的，严重影响形象！"

民间有句俗语叫"左眼跳财，右眼跳灾"。然而，用迷信的说法解释眼皮跳是不准确的。

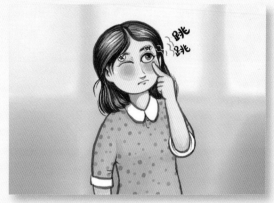

眼皮跳

多数人都经历过眼皮跳，这往往和休息不佳、精神紧张有关，一般眼皮跳在短期内会自动消失。可眼皮跳动如果一直持续，甚至跳动从眼皮一路延伸到口角，这就是一种病。那么，我们该如何判断是眼皮跳还是面肌痉挛呢？

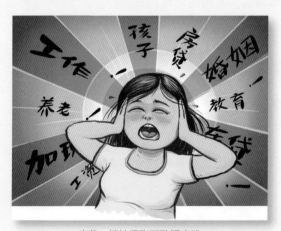

疲劳、精神紧张可致眼皮跳

眼皮跳

眼皮跳一般由精神压力引起，表现为间断的、偶尔的眼睑跳动，通过休息可以得到缓解，一段时间后会自行消失。

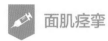 **面肌痉挛**

面肌痉挛一般由血管压迫引起，从眼睑跳动开始，逐渐延伸到口角甚至半边面部肌肉抽搐。如果发作频繁，症状无法通过休息得到缓解，建议到医院进一步检查。

严重的面肌痉挛甚至会导致持续性的肌肉痉挛，继而导致睁眼困难或面容改变。肌肉抽搐是无痛性的，且在发作间期患者并无异常。此病发展过程一般较长，常在一年甚至数年以上，医学上称之为面肌痉挛。建议及时到医院专科就诊，通过检查明确病因，开展治疗。

微血管压迫致使神经传导短路即"神经血管压迫（neurovascular compression，NVC）"是目前大多数学者认可的面肌痉挛的发病机制（周围学说）。具体来说，面神经根在出脑桥段受责任血管的压迫导致神经脱髓鞘改变，引起异位动作电位"交叉传导"。面肌痉挛属于功能性神经系统疾病，肌肉抽动本身并无生命危险，但其给患者带来的心理影响却是巨大的。许多患者无论何时何地均会不由自主地抽动，比如王老师在上课时面肌痉挛也会发作，因此该病患者常会产生自卑、忧郁、焦虑的情绪，从而严重影响正常的工作和生活。

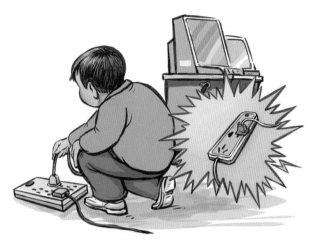

面肌痉挛发病就像"电线短路"

面肌痉挛的治疗方法有不少，比如肉毒素 A 的局部注射治疗、针灸、口服药物等，但是治病需要既治标又治本。

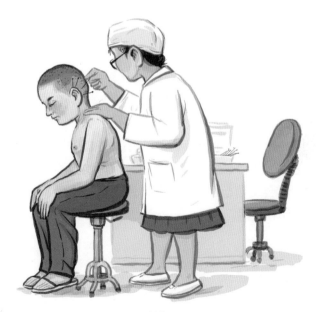

针灸

根据神经血管压迫学说，微血管减压术效果确切，是面肌痉挛治疗的最根本手段。其通过在耳后发际内的直切口，做直径约 1.5 cm 的骨孔，在显微镜下将血管用特殊材料垫开，使其远离神经以达到治疗目的。

随着术中神经电生理监测以及神经内镜的使用，手术的安全性和有效率都十分令人满意。国内外研究表明，手术治疗后复发率仅为 2.4%。

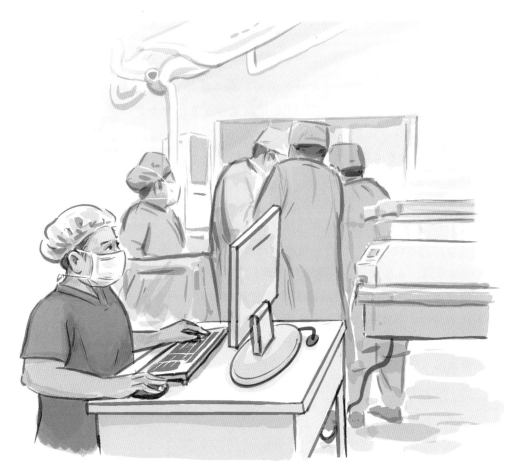

神经电生理监测

罡院长的特别提醒

当你出现持续眼皮跳，甚至面部抽搐时，可能就需要到神经外科就诊了，不要讳疾忌医，面肌痉挛并非疑难杂症，完全可以通过正确的治疗得到痊愈。

知识小卡片

面肌痉挛

定义：面肌痉挛是指一侧或双侧面部肌肉（眼轮匝肌、表情肌、口轮匝肌）反复出现的阵发性、不自主的抽搐，在情绪激动或紧张时加重，严重时可出现睁眼困难、口角歪斜以及耳内抽动样杂音。

流行病学：面肌痉挛好发于中老年人，女性略多于男性。发病率大约为3/10万，少数情况下可累及双侧面部。糖尿病患者的发病率是普通人群的4~5倍，约10%的患者有家族史。

临床表现：面部肌肉不规律、快速、阵发性的抽搐，起病初期抽搐较轻，持续时间短，只持续几秒；随着病情逐渐进展，发病时间延长，间隔时间缩短。严重者情绪紧张、无法讲话、同侧眼睛不开、口角向同侧歪斜，少数患者伴有耳鸣。

治疗方式：面肌痉挛的治疗主要分为药物治疗、肉毒素A注射治疗和微血管减压术治疗，目前认为微血管减压术是面肌痉挛患者可以治愈的唯一方式。在大多数存在严重面肌痉挛以及使用药物治疗或肉毒素A注射治疗无效的病例中，微血管减压术往往能够起到更明显的治疗效果。

视频资源

为什么会得
面肌痉挛?

得了面肌痉
挛不管它,
会自愈吗?

面肌痉挛会危
及生命吗?

女性为何更
容易得面肌
痉挛?

什么样的人
容易得面肌
痉挛?

听说瘦脸针
可以治面肌
痉挛?

左眼跳财?
你别高兴得
太早!

面肌痉挛微
血管减压术
前宣导

听神经瘤

接电话时出现这个动作要当心！可能不是听力不好，而是脑子长瘤！

罡院长周一的门诊上发生了"惊天动地"的一幕。患者李伯伯刚进诊室大门，一声"医师好！"响彻门诊大楼。罡院长表面镇静，心里诧异，问他"您哪里不舒服呀？"。李伯伯却没听清，转个身、换边耳朵，凑近问了句"您说啥？"。

罡院长心中警铃大作，嘱患者走一下直线，发现其走路明显有些不稳。在仔细询问病史后，罡院长发现原来李伯伯最近经常一侧耳朵听不清，特别是在使用手机的时候一侧耳朵经常听不清，老用另一侧耳朵听。

罡院长建议李伯伯去做个头颅磁共振检查。检查结果提示，李伯伯得了"听神经瘤"。

患者的灵魂三问！
一问：听不清，难道一定是长了瘤？

二问：听神经瘤，该找五官科还是神经外科？

三问：得了听神经瘤，还有救吗？

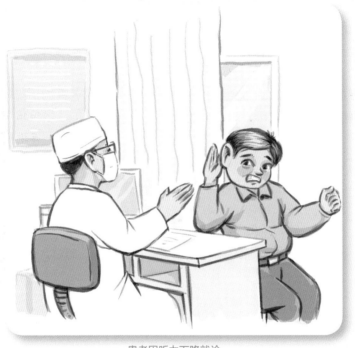

患者因听力下降就诊

 罡院长答一问

不用慌，听不清，未必长了瘤

听神经瘤（acoustic neuroma）起源于前庭神经的施万细胞，少数发生于耳蜗神经，位于内听道或内耳孔区的前庭神经鞘膜上。

肿瘤发展初期通常会引起耳鸣、单侧听力下降和平衡障碍，但当肿瘤进一步生长后，其可能会压迫脑干，引起脑积水甚至死亡。

大部分患者就诊时主要症状是听神经受损的表现，包括头晕、耳鸣和听力下降，可三者同时、两者同时或先后出现。耳鸣常为高调音，似蝉鸣或汽笛声，并呈连续性，常伴有耳聋。

听神经瘤的病程较长，症状通常历经数月至数年，患者听力下降不明显时仅在交替用双耳接电话时才在无意中发现。

中期肿瘤增大时，压迫同侧的面神经和三叉神经，出现面肌抽搐或轻度周围性面瘫。三叉神经损害表现为面部麻木、痛、触觉减退，颞肌和咀嚼肌肌力差或肌萎缩。

晚期肿瘤体积继续增大时，患者出现步态不稳、发音困难、声音嘶哑、吞咽困难、饮食呛咳等。若发生脑脊液循环梗阻，则患者表现出头痛、呕吐、意识障碍等。

 罡院长答二问

确诊听神经瘤，还得来神经外科

听神经瘤，听上去像是耳朵上的事，但其实，这是常见的颅内肿瘤之一，占颅内肿瘤的 6%～8%。

因此，听神经瘤患者需要至神经外科确诊。内听道增强磁共振检查是诊断听神经瘤的"金标准"。

目前的技术使得磁共振能够显示直径仅为 2 mm 大小的肿瘤，CT 平扫可以发现大的听神经瘤以及内听道扩大。

另外，听觉功能的检查也很重要，有助于选择治疗方式及手术路径。

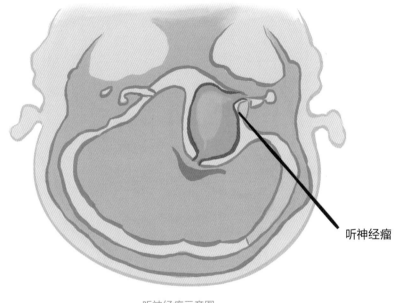

听神经瘤示意图

 罡院长答三问

治疗听神经瘤，最有效的方法还是手术切除

目前，国内外权威专家普遍认为，听神经瘤最有效的治疗方法是手术切除。

听神经瘤位于颅底，所以其手术是典型的颅底肿瘤手术。

尽管肿瘤周围分布有众多重要的神经血管，但随着现代神经外科显微操作技术和神经电生理监测技术的进步，手术风险越来越小，尤其在肿瘤较小时。

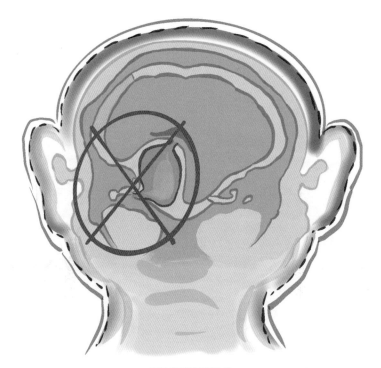

听神经瘤切除手术

手术时，耳朵后面的切口一般只有食指那么长，然后开一个一元钱硬币大小的小孔（骨窗），利用这个小孔通过显微镜及显微手术就可以把肿瘤切除。

目前，听神经瘤的手术成功率达到 90% 以上，手术中对面神经功能的保留已经越来越好，听力保留也成为可能。这些都建立在早期发现肿瘤的基础上，当肿瘤巨大时，术后也有可能出现一系列面神经被肿瘤严重压迫后难以逆转的并发症（如面瘫）。面瘫患者因患侧面部表情肌瘫痪，会出现口角歪斜、口齿不清、眼睛闭合不全等。

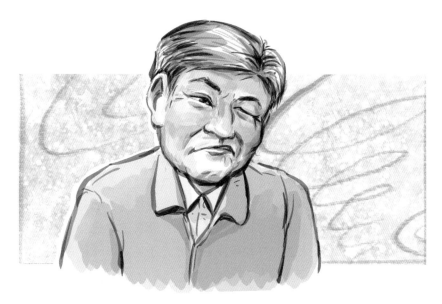

面瘫

罡院长的特别提醒

听神经瘤要尽早发现、尽早治疗。

当您出现持续耳鸣或者单侧听力下降，并且在耳鼻喉科反复就诊效果不佳时，也可以来神经外科门诊排查下听神经瘤。

知识小卡片

听神经瘤

定义：听神经瘤是指起源于内听道前庭神经鞘膜施万细胞的中枢神经系统肿瘤（起源于耳蜗神经的情况较罕见）。

流行病学：女性较男性多见，好发年龄为 30～50 岁，听神经瘤占所有颅内肿瘤的 6%～8%，占桥小脑角区肿瘤的 80%～90%。

临床表现：早期常表现为无症状或轻微神经功能损伤。随着肿瘤的增大，患者可能会出现头痛、眩晕、耳鸣、听力下降、面瘫和吞咽困难等症状。巨大型听神经瘤甚至可能对小脑及脑干造成压迫，从而威胁生命。

治疗方式：听神经瘤的治疗方式主要包括手术和放射治疗。听神经瘤手术中对于面神经及耳蜗神经的保护至关重要，随着显微操作技术及神经电生理监测技术的提高，术后患者面神经功能及听力保留的可能性得到了很大提升。对于较大或深部位置的听神经瘤，手术全部切除较为困难，放射治疗可以是一种有效的替代方法或辅助治疗。综合来看，早期诊断和治疗对于提高听神经瘤的治愈率和改善预后十分关键。

视频资源

听力下降，可能是脑子长瘤

听神经瘤的确诊与治疗

08 烟雾病

既往体健的 25 岁青年竟倒在工地！咦，小伙脑子咋 "冒烟" 了？

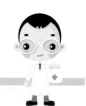

周一上午，罡院长的门诊常态化忙碌。来自安徽的朱大爷愁眉苦脸地来到罡院长的诊室，焦急地说道："医生，快救救我儿吧！"

原来，朱大爷的儿子今年 25 岁，在昆山打工，身体一直还算健康，用朱大爷的话说就是 "没啥毛病，连打针吃药都很少"。可是，最近他突然倒在了工地上。当地医院的医生说是脑出血，目前朱大爷的儿子还在当地医院抢救。朱大爷不明白了：孩子小小年纪，又没高血压，怎么会突然脑出血呢？

罡院长仔细询问病史后建议朱大爷的儿子进一步做个 CTA。罡院长告诉朱大爷："孩子很可能得了烟雾病。" 朱大爷一脸蒙圈，听过脑子 "进水" 的，怎么还有脑子 "冒烟" 的呢？

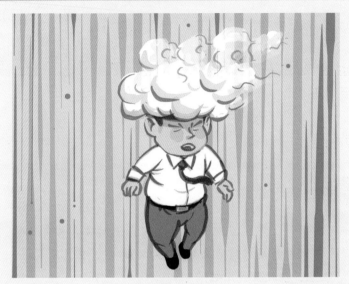

脑子"冒烟"?

 ## 烟雾病其实是一种颅内血管病

烟雾病（moyamoya disease，MMD），又名脑底异常血管网病，是一种颅内血管病。其病因未明，属于慢性进展性非炎症性颅内血管狭窄或闭塞性疾病。

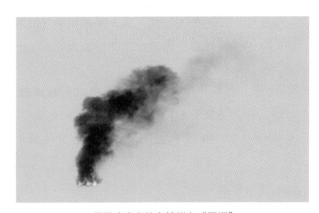

烟雾病患者的血管似在"冒烟"

该病在 1957 年由日本学者首次提出，并在 1969 年被命名为烟雾病。根据发病形式不同，其可分为出血型烟雾病和缺血型烟雾病。

烟雾病的主要特征为双侧颈内动脉虹吸部和（或）大脑前动脉、大脑中动脉起始端严重狭窄甚至闭塞，伴异常血管网的代偿性新生。

在脑血管造影时，脑底异常小血管网呈现为吸烟者吐出的烟雾状。

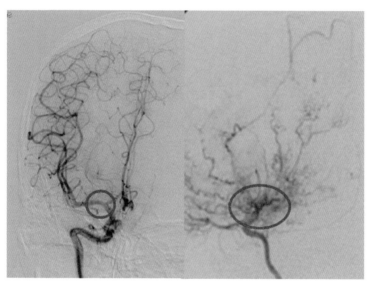

烟雾病 DSA（数字减影血管造影）检查

左图为正常的双侧颈内动脉虹吸部和大脑前动脉、大脑中动脉，起始端无狭窄（红色圈内）；右图为烟雾病患者的双侧颈内动脉虹吸部和大脑前动脉、大脑中动脉，起始端严重狭窄伴异常血管网的代偿性新生，呈现为烟雾状（红色圈内）。

烟雾病患者的常见症状

脑缺血和颅内出血是烟雾病的两种主要危害。多数患者会因为脑缺血而出现反复的头晕、眼花、失语、一边手脚无力，甚至心烦意乱。另外，部分患者会以反复颅内出血为主要表现，因为超负荷工作的异常血管具有更高的破裂风险。

烟雾病虽然少见，但是在东亚人群中好发。在国内该病患者主要集中在河南省和安徽省，且有家族聚集发病的特点。

 烟雾病通过手术怎么治？

烟雾病的手术治疗方式为血管重建术，可分为直接重建和间接重建。前者如颞浅动脉-大脑中动脉直接吻合术，后者包括颞肌贴敷术等。

各种手术方式原理相似，均试图将脑血供从颈内动脉系统转换到颈外动脉系统，以满足患者脑血供的生理需要。

因此，血管重建术治疗烟雾病是基于补充疾病自身代偿不足的原理，而不是根除疾病。

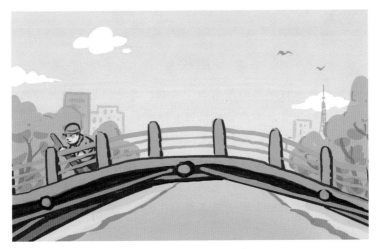

血管重建术就像"搭桥"

罡院长的特别提醒

　　头晕不是老年人的"专利"，年轻人的头晕更应该引起重视，做到早发现、早治疗是唯一正确的选择。

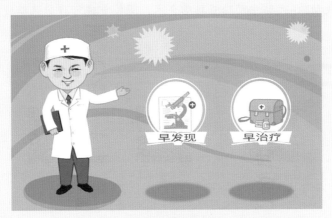

烟雾病应早发现、早治疗

知识小卡片

烟雾病

定义：烟雾病是一种罕见的颅内血管疾病，其特征为原发性颈内动脉末端严重狭窄或闭塞，同时伴有异常血管代偿性扩张，故又称脑底异常血管网病，因脑血管造影时脑底的异常血管网在影像上形似烟雾而得名。

流行病学：该病发病年龄呈双峰样，多见于 10 岁以内儿童和 40～50 岁成年人。烟雾病好发于东亚国家，国内发病人群主要集中在河南省和安徽省，具有家族聚集发病的特点。我国烟雾病的患病率为 3.92/10 万，发病率为 0.43/10 万，且患病率逐年上升。

临床表现：依据发病形式不同，烟雾病可分为出血型烟雾病和缺血型烟雾病。儿童患者多表现出脑缺血症状，如短暂性脑缺血发作、缺血性脑卒中和脑血管性痴呆等。成年患者则主要表现出反复发作的脑出血症状，如颅内出血、蛛网膜下腔出血和脑室内出血，并伴有头痛、昏迷、偏瘫和感觉障碍。

治疗方式：烟雾病可通过重建血管的手术方式进行治疗，形成旁路血管，改善血流动力学，进而减少脑卒中危险。重建方式分为直接重建和间接重建，直接重建可行颞浅动脉–大脑中动脉直接吻合术，间接重建可行颞肌贴敷术。

视频资源

经常头晕？当心烟雾病！

脑子冒烟咋回事？

烟雾病怎么治？

颅内肿瘤

大脑也会得癌症吗？

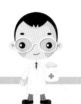

根据史书记载，三国时期曹操患有"头风病"，每次发作都疼痛难耐。当时，华佗提出了一个治疗方案：须服麻沸散，然后以利斧劈开头颅，方可解除病根。

后人推测，曹操当时很有可能患有"脑癌"。其实，"脑癌"只是坊间传言，医学上并没有这样的专业术语。我们一般称其为"颅内肿瘤"。

"报——报曹丞相，您的脑瓜……哦不，头风病，这次真的有治啦！苏州大学附属第一医院罡院长写的这段科普内容就是为您而来！"

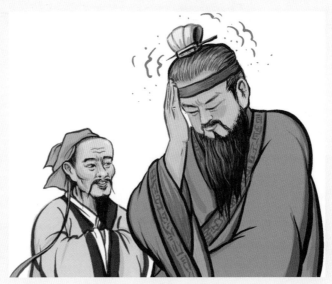

史书记载曹操曾患"头风病"

 什么是颅内肿瘤?

颅内肿瘤，顾名思义，指生长于颅内的肿瘤。

颅内肿瘤包括由脑实质发生的原发性颅内肿瘤和由身体其他部位转移至颅内的继发性颅内肿瘤。

颅内肿瘤发病数约占肿瘤疾病的 5%，占儿童肿瘤的 7%，而其他恶性肿瘤最终有 20%～30% 会转入颅内，成为继发性颅内肿瘤。

颅内肿瘤可发生于任何年龄，以 20 ～ 50 岁最多见。

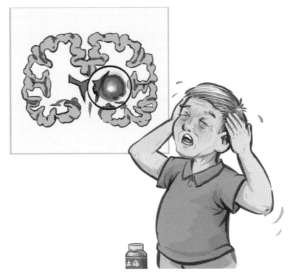

颅内肿瘤常致头痛

 颅内发生肿瘤会有哪些症状?

大脑是人的中枢，因此这里若长了肿瘤，总是让人特别胆战心惊。常规体检一般关注不到这里，如何才能发现病症呢？

颅内压增高

颅内压增高出现在 90% 以上的颅内肿瘤患者病例中，头痛是最常见的临床表现。

颅内高压或肿瘤本身压迫、牵拉颅内痛敏结构会引起头痛，该情况出现在 50%～60% 原发性颅内肿瘤和 35%～50% 继发性颅内肿瘤患者中。

头痛多位于前额或额部，为持续性头痛阵发性加剧，常伴呕吐、视乳头水肿、视力减退及精神和意识障碍，严重的颅内压增高常伴生命体征变化。

局灶性病灶症状

肿瘤生长的部位不同，所表现的症状和体征也不相同。

如肿瘤位于脑功能区，患者可出现肢体无力、失语等；额叶肿瘤患者常出现精神症状；鞍区肿瘤常伴有内分泌症状及视力视野障碍等；后颅窝肿瘤常伴有共济失调、步态不稳等。

进行性病程

进行性病程是指早期肿瘤不引起症状，随着肿瘤的增大，患者常出现不同的压迫症状。

例如，中线部位肿瘤压迫垂体柄、下丘脑等可引起激素紊乱、尿崩、梗阻性脑积水等症状。

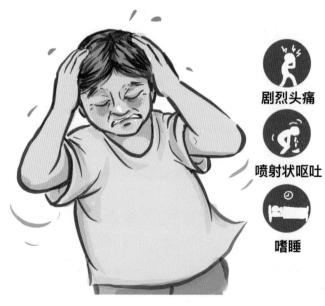

剧烈头痛

喷射状呕吐

嗜睡

颅内肿瘤症状

颅内肿瘤会转移吗？

医学上没有"脑癌"这个词，其实主要是由于颅内恶性肿瘤发生颅外转移的概率非常低。因为机体的循环系统内具有较强的排斥游离的肿瘤细胞的能力，而颅内又缺乏赖以转移的淋巴管道。同时，由于颅内肿瘤细胞对生存环境要求高，颅内肿瘤患者生存期短，很多转移灶在未被发现时患者可能已经死亡。

概率很低不代表不会发生。颅内肿瘤转移常见于恶性胶质瘤、恶性脑膜瘤、原发性肉瘤等。肿瘤细胞可转移至身体的所有部位，多见于肺和胸膜。

 哪些肿瘤容易转移到大脑？

继发性颅内肿瘤的发生率约为原发性颅内肿瘤的 10 倍。

肺癌、乳腺癌和黑色素瘤是继发性颅内肿瘤最常见的原发性肿瘤类型。

15% 被诊断有继发性颅内肿瘤的患者在此前并未发现有肿瘤病史，即颅内肿瘤症状为临床首发症状。

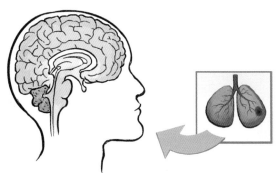

身体其他部位肿瘤可转移至颅内

发生颅内肿瘤，还有得治吗？

目前，颅内肿瘤的治疗方式主要包括手术治疗、放射治疗、化疗、免疫治疗、电场治疗等。

手术治疗

手术治疗是良性肿瘤的首选治疗方式，通过手术切除肿瘤，良性肿瘤可获得治愈。

对于恶性肿瘤，手术治疗也是重要的治疗措施，手术可以最大限度地减轻肿瘤负荷，缓解症状，为下一步治疗争取时间，同时还可以获取肿瘤标本行病理检查，以指导下一步治疗。

放射治疗

放射治疗利用放射线来杀死肿瘤细胞，从而达到治疗肿瘤的目的。

对于体积较小（直径小于 3 mm）或术中残留的良性肿瘤，可以采用放射治疗的方式；对于高级别恶性肿瘤，术后均须行放射治疗；中枢神经系统生殖细胞瘤对放射治疗敏感，在明确病理后应首选放射治疗；对于其他放射治疗指征，可根据具体病情考虑治疗方式。

化疗

化疗是指通过适当的途径应用化学药物来治疗颅内肿瘤的办法。目前，替莫唑胺是恶性胶质瘤化疗的首选药物，化疗应在术后遵医嘱尽早开始。另外，颅内淋巴瘤对化疗敏感，明确病理后首选化疗。

其他方式

此外，随着免疫治疗、电场治疗等辅助治疗技术的日臻完善，颅内肿瘤的治疗取得了新的进展。

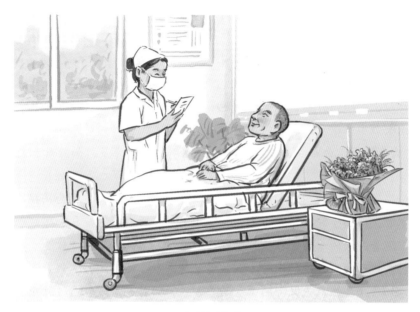

病房治疗场景

罡院长的特别提醒

随着人们平均寿命的延长、健康意识的加强及医疗技术的进步，颅内肿瘤的发现率逐年提升。面对颅内肿瘤，大可不必"谈瘤色变"，因为超半数的颅内肿瘤可以治愈。

颅内肿瘤早发现、早治疗，一般会取得比较满意的治疗效果。

规范化、个体化的治疗是战胜肿瘤的有力武器，同时密切的随访复查是巩固疗效的保障。

知识小卡片

颅内肿瘤

定义：颅内肿瘤是对发生于颅腔内的神经系统肿瘤的统称，其发生的细胞涵盖颅内各种细胞，如胶质细胞、脑神经细胞、脑膜细胞等，亦包括其他系统转移至颅内的细胞。

流行病学：颅内肿瘤可发生于任何年龄，以20~50岁多见，成人患者的肿瘤多为神经上皮组织肿瘤，以星形细胞瘤最多见，其次为脑膜瘤和垂体瘤等；发病部位以大脑半球最多，其次为鞍区、桥小脑角；儿童颅内肿瘤约占全身肿瘤的7%，发病率仅次于白血病，以后颅窝和中线部位肿瘤为多，如髓母细胞瘤和颅咽管瘤等。

临床表现：颅内肿瘤最常见的临床症状是颅内压升高，表现为头痛、呕吐和视乳头水肿，而由于肿瘤所在位置和大小不同，其所表现的症状和体征也不尽相同，通常随着肿瘤的增大，症状呈进行性加重。

治疗方式：颅内肿瘤的治疗方式主要包括手术、放射治疗、化疗及免疫治疗等。手术切除是良性颅内肿瘤的首选治疗方式，同时也是减轻恶性肿瘤负荷的重要手段。不同恶性颅内肿瘤对放射治疗和化疗的敏感度不同，明确肿瘤病理后选择合适的辅助治疗，实现规范、精准、个体化的治疗，是战胜肿瘤的有力武器。

视频资源

发生颅内肿瘤
还有得治吗？

头痛频繁？当
心颅内肿瘤！

10 帕金森病

"抖发抖发"，可能是患上了病！家有老人，此"宝典"可人手一份！

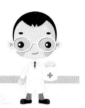

家住苏州工业园区的李老师即将退休，平时业余时间就爱看苏州大学附属第一医院微信公众号上的"罡院长谈脑病"专题。有一天，他发现自己批作业时手抖得厉害，多次把学生的作业本弄花，写字时字也越写越小。李老师心想：坏了，我得去找罡院长。

罡院长仔细询问病史后，让李老师站起来走了几步。他发现李老师走路慢，尤其刚开始走的时候更慢，步子也很小，但是会越走越快。坐下来后，罡院长又问了李老师的老伴："您觉得李老师最近爱笑吗？"老伴立刻答道："他以前很开朗，经常笑。最近可能因为手抖影响工作吧，都不笑，板着脸，特别严肃！"

"不不不！"罡院长连连摇手并说道，"李老师可能是身不由己，他可能患病了，得了帕金森病！"对于"帕金森"，罡院长有本《抗"帕"宝典》，学会这五招"武功秘笈"，足矣！

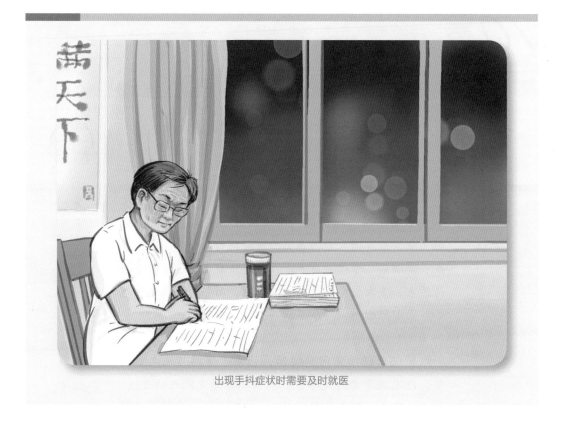

出现手抖症状时需要及时就医

抗"帕"宝典

第一招：巨鹏展翅

了解帕金森病

帕金森病（Parkinson's disease，PD）是最常见的神经退行性疾病之一，其患病率随着年龄的增长而上升。该病通常在 60 岁以上人群中好发，是一种复杂的临床疾病。

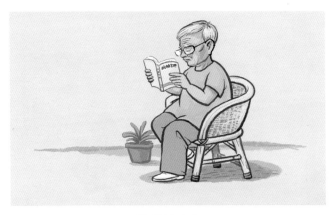

抗"帕"宝典

第二招：提灯引路

帕金森病患者症状

帕金森病的症状很多，主要有震颤、行走困难、字迹难以辨认或字迹过小、嗅觉减退、睡眠障碍、平衡不佳、运动迟缓、面具脸、声音变化、弯腰或驼背、便秘以及一系列心理问题等。

其中，震颤和行走困难尤其是静止性震颤和僵硬造成的运动困难最为典型。

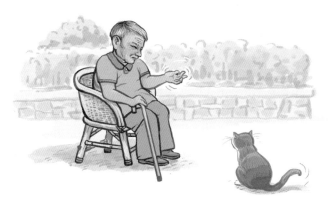

静止性震颤

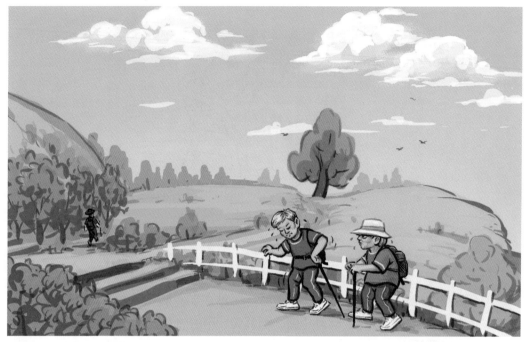

运动困难

帕金森病往往起病隐匿，上述症状复杂，病程较长，需要专科医师不断观察才能最终确诊。

第三招：天罗地网

帕金森病的药物治疗

帕金森病发病早期往往可以采用药物治疗，如抗胆碱能药物、金刚烷胺、左旋多巴类制剂等。

虽然发病早期通常可以采用药物治疗，但是经过药物治疗的"蜜月期"后，随着病情进展，药物疗效会变得越来越差。对于这类情况，就可以考虑外科治疗方法如植入脑起搏器（DBS）。

第四招：一剑落九雁

帕金森病的非药物治疗

植入脑起搏器治疗是指在脑内特定核团内植入极小的电极（脑起搏器），电极发射电脉冲刺激核团，使其恢复功能。

脑起搏器植入后可以持续改善患者身体的运动症状，降低摔倒乃至骨折的风险，进而改善生活质量，最终能减轻家庭及社会的负担，以期患者回归日常生活。

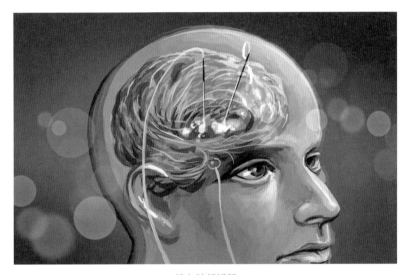

植入脑起搏器

植入脑起搏器治疗帕金森病在全球应用已经超过 30 年，目前国内也有成熟的国产脑起搏器在临床广泛应用。

终极一招：飞龙在天

这招很重要！

帕金森病的症状复杂，从诊断到治疗方式的选择都需要专业的神经内、外科医师严格评估，甚至需要专门的神经科亚专业医师长期随诊才能确定。

知识小卡片

帕金森病

定义：帕金森病主要以黑质多巴胺神经元进行性蜕变和路易小体形成为病理变化，最明显的症状为震颤、肢体僵硬、动作迟缓和步态异常等运动症状，同时可伴有睡眠障碍、认知精神障碍、自主神经功能障碍。

流行病学：欧美国家 60 岁以上人群帕金森病患病率达 1%，我国 65 岁以上人群患病率为 1.7%。我国是世界上人口最多的国家之一，未来我国帕金森病患病人数将从 2005 年的 199 万人上升到 2030 年的 500 万人，几乎占到全球帕金森病患病人数的一半。

临床表现：在运动减少的前提下，存在静止性震颤、步态异常、肌肉强直中的至少一项，服用多巴胺类药物有效，排除其他疾病后可诊断为帕金森病。帕金森病的诊断需要专业的神经内、外科医师才能确定。

治疗：帕金森病的治疗以改善症状、避免或降低不良反应、提高工作和生活质量为目标。左旋多巴、多巴胺受体激动剂和抗胆碱能药等药物可有效改善帕金森病患者的症状，药物治疗运动症状无效的严重患者可选脑深层刺激手术。值得注意的是，帕金森病治疗并没有适于每个人的标准方案，治疗过程前后需要充分评估患者的症状类型、精神症状、治疗医院，随时根据患者病情变化调整治疗方案，康复运动疗法与心理干预同样要纳入治疗方案。

视频资源

得了帕金森都有哪些症状？

一分钟带你了解什么是帕金森

脑出血

天气渐冷，保护脑血管正当时！

　　姑苏区的陈女士不仅是一位"老母亲"，同时还是一位高血压患者。开学最初几天，天天母慈子孝，"老母亲"的日子很舒适。怎知某个晚上，陈女士在辅导孩子作业时突然情绪激动，就在愤怒值达到顶峰时，她的身体被按下了"暂停键"……

　　陈女士感到自己一侧肢体不能活动，话也讲不太清楚，没过一会儿便意识不清了。陈女士被家人紧急送往苏州大学附属第一医院急诊室，入院后仍持续昏迷，血压高达 180/110 mmHg。急诊科医师给神经外科发出急会诊申请！

　　罡院长接到会诊电话后，连忙来到急诊室。经过仔细且快速的评估，罡院长建议行头颅 CT 检查。CT 结果提示脑出血。

　　啥？高血压"老母亲"辅导功课就会脑出血？这波操作有点迷！

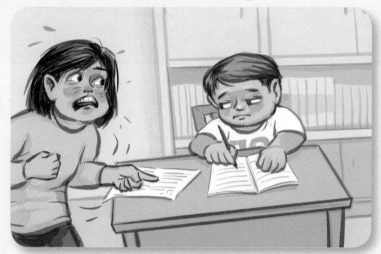

辅导功课忌情绪激动

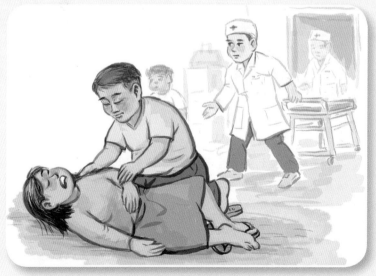

出现不适症状时及时拨打"120"

脑出血，严重吗？

脑出血是指原发性非外伤性的脑实质出血，其发病数占脑卒中的 20%～30%，病死率、病残率居于全部脑卒中类型首位。

脑出血患者 30 天内病死率高达 40%。即使患者存活，大部分后期仍出现严重的后遗症，如偏瘫、失语、昏迷及认知功能障碍等。

近年来，脑出血呈现出发病率上升、发病患者年轻化等趋势，为患者家庭和社会带来沉重的负担，坊间更是流传有"一人出血，全家瘫痪"的说法。

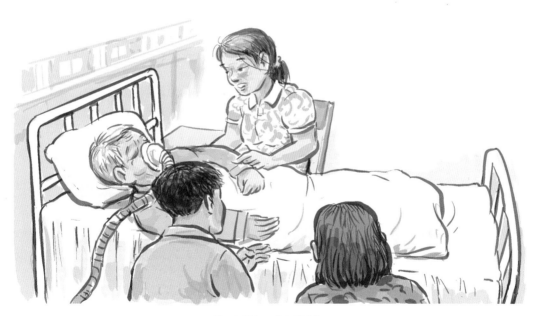

"一人出血，全家瘫痪"

脑出血，易得吗？

脑出血虽然凶险，但发病原因却也是有迹可循。其危险因素主要包括高血压、口服抗栓药、脑淀粉样变性、血液系统疾病等。

高血压
高血压是脑出血最常见的病因。

脑出血是高血压最危重的并发症，常发生于 50～70 岁人群，男性多于女性，冬春季易发。

口服抗栓药
抗栓药，一般指抗血小板或抗凝药物。

抗栓药在预防和治疗血栓方面起到非常重要的作用，但同时不可避免的是，长期口服抗栓药增加了出血的风险。

脑淀粉样变性
淀粉样脑血管病是一种以 β 淀粉样蛋白沉积于皮质及软脑膜血管为主要病理特征的颅内微血管病变。

临床上，此类患者常无明显特征，主要表现为痴呆，大部分患者被发现常由于发生了脑出血。

血液系统疾病
血液系统疾病是中青年人脑出血（发病年龄在 18～45 岁）的重要原因。同时，脑出血也是血液系统疾病最严重的并发症。

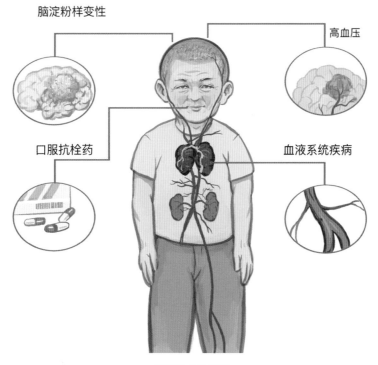

脑淀粉样变性

高血压

口服抗栓药

血液系统疾病

脑出血危险因素

脑出血，好治吗？

保守治疗

脑出血量较少，没有明显的意识障碍，高龄、基础状态较差、难以耐受手术治疗，以上情况的患者可以选择保守治疗。

手术治疗

对于出血量较多、占位效应明显、中线结构移位明显、内科保守治疗过程中病情进行性加重的患者，在神经外科医师的充分评估后，应考虑行手术治疗。

手术治疗的目的在于清除血肿，降低颅内压，挽救生命，尽可能地减少血肿对周围脑组织的损伤，降低致残率。

目前，外科手术方式主要包括大骨瓣开颅血肿清除术、小骨窗开颅血肿清除术、神经内镜下血肿清除术、钻颅置管血肿吸引术、血肿抽吸术等，对于脑室出血者可行脑室外引流术。

康复治疗

现代康复理论和实践证明，有效的康复训练能够减轻患者的残疾程度，提高患者的满意度，加速脑卒中患者的康复进程。

近来随着科学技术及外科手术的进步，一些新型的康复手段也逐渐应用到脑出血患者的康复过程中。例如，脑机接口能够在大脑与外部环境之间建立一种全新的不依赖于外周神经和肌肉的交流与控制通道，从而实现大脑与外部设备的直接交互。

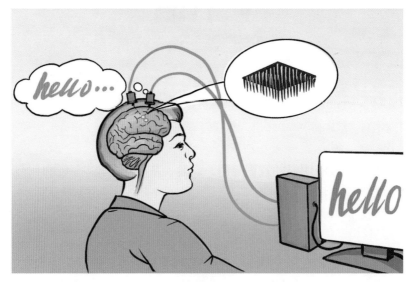

脑机接口

健侧颈 7 神经移位术能够使偏瘫患者恢复运动功能。

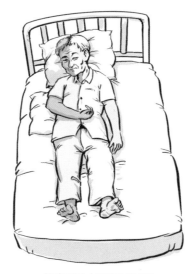

偏瘫患者（阴影为患侧）

高颈段脊髓电刺激手术能够帮助部分昏迷患者恢复意识。

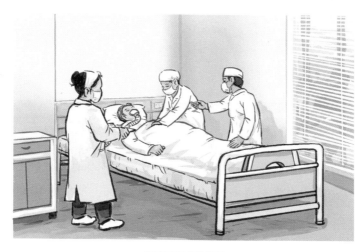

昏迷患者术前评估

罡院长的特别提醒

脑出血的预防意义大于治疗

首先，脑出血对人体健康的危害居于全部脑卒中类型首位，因此，脑出血的预防意义要大于治疗。

其次，天气渐冷时，脑出血高危人群要特别当心！应稳定血压、保持健康规律的饮食和运动习惯，避免过度地劳累，有原发性疾病者应早期进行干预治疗。

最后，患者一旦发生脑出血，应及时送医就诊。

"道路千万条，
安全第一条。"
孩子未来的道路千万条，
家长生命安全是第一条。

各位"老母亲"，天气越来越冷，注意照顾自己，快来给我们的脑血管减减压吧！

知识小卡片

脑出血

定义：脑出血指原发性非外伤性的脑实质出血，也称自发性脑出血。

流行病学：脑出血发病数占脑卒中的20%～30%，每年每10 000人中约有2.5人被诊断为脑出血，男性和老年人概率更大。大约44%的脑出血患者会在1个月内死亡，约20%的患者经过医疗手段干预后脱离生命危险并好转，但往往会留下长期甚至永久性神经功能损伤。

脑出血临床表现：脑出血的临床表现取决于出血部位及出血量，少量的出血甚至无明显的症状。脑出血典型的症状包括口齿不清、面部或四肢麻木、单眼或双眼视力障碍、剧烈头痛、行走困难等。

治疗方式：出血量少、无明显意识障碍、难以耐受手术的患者，可选择内科保守治疗。出血量较多、占位效应明显、中线结构移位明显、内科保守治疗过程中病情进行性加重的患者，在神经外科医师的充分评估后，应考虑手术治疗。常用手术治疗方法有开颅清除血肿、穿刺引流等，随着显微外科技术的发展，脑出血手术治疗带来的创伤越来越小，手术血肿清除越来越能达到满意的效果。

视频资源

老母亲辅导
功课诱发脑
出血

脑出血易得吗？

脑出血好治吗？

12

脑梗死

发生脑梗死，可能是这里的血管没有及时"清淤"!

在罡院长周一的门诊上，有位阿姨扶着额头就进来了。"医生，我晕……"她表情痛苦地说道。罡院长仔细问诊后，建议阿姨做个头颅CTA-CTP（CT灌注成像）检查。

果然，结果提示：一侧颈动脉闭塞，脑组织多发缺血灶。阿姨想不通：怎么脖子上有根动脉堵住了，会头晕、头痛，有时还会四肢发麻呢？

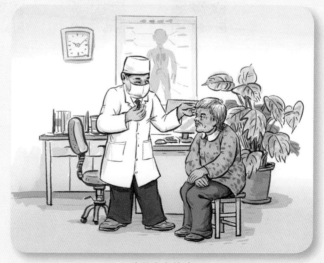

头晕患者就诊

缺血性脑卒中（脑缺血）是脑的供血动脉（颈内动脉和椎动脉）狭窄或者闭塞、脑供血不足导致的脑组织坏死的总称。脑梗死是缺血性脑卒中最常见的类型。

脑梗死，预防比治疗更重要！

颈部动脉是血流通向大脑的必经之路，如果说大脑动脉是支流，那颈部动脉就是向大脑源源不断地输送新鲜血液的主干道。一旦颈部动脉中斑块慢慢堆积，脑部血供就会渐渐不足，缺血现象也会日益严重，主要表现为头晕、肢体麻木等。

当然，颈部血管并非朝夕之间就会堵塞，很有必要定期检查颈部血管情况。如果血管真的出现狭窄或闭塞，也不用急，外科手术先及时"清淤"，再通血管。

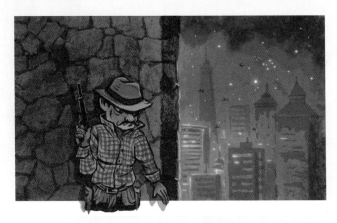

脑梗死是我国居民的"头号健康杀手"

颈动脉狭窄

重度颈动脉狭窄患者，即使采用有效的药物治疗控制，2年内的脑缺血事件发生率也会高达 26% 以上，超过 60% 的脑梗死是由颈动脉狭窄造成的。

颈动脉内膜剥脱术（CEA）是唯一可以达到去除动脉粥样硬化斑块、重建正常管腔和血流目的的方法，对于重度颈动脉狭窄和症状性中度颈动脉狭窄的治疗效果明显优于药物治疗，已成为治疗颈动脉狭窄的首选方案。

随着介入材料及设备的进步，颈动脉支架血管成形术（CAS）逐渐普及，CAS 也成为治疗颈动脉狭窄的重要方式之一。

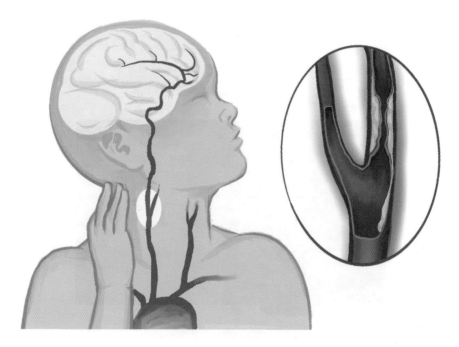

颈动脉狭窄

颈动脉闭塞

颈动脉闭塞是指各种原因导致的颈内动脉堵塞。其往往见于在动脉狭窄基础上的血栓形成或粥样斑块进展性增厚致管腔闭塞，突发血管夹层病变，斑块或栓子脱落导致栓塞，或是炎性血管病变持续进展。

目前，外科干预手段主要包括颅内外血管搭桥手术治疗及复合开通治疗。

复合开通治疗根据病变特点的不同可选择不同的治疗方案：对于病变局限在颈动脉起始段者，颈动脉内膜剥脱术是最好的选择；对于闭塞段在岩骨段以下者，颈动脉内膜剥脱术联合球囊导管取栓术有较高的成功率；对于闭塞远端在海绵窦段或以上者，颈动脉切开后行远端取栓加颈动脉支架成形术的复合手术是一种可行的手段。

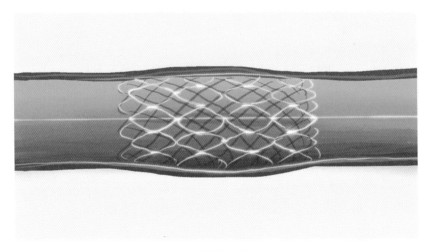

颈动脉支架示意图

椎动脉狭窄或闭塞

椎动脉左右各有一支，位于颈椎两侧。

单侧的椎动脉闭塞并不一定引起临床症状。当下列三种状况发生时，需要进行外科干预：
1. 双侧椎动脉狭窄均超过 70%；
2. 一侧椎动脉狭窄超过 70% 且对侧椎动脉发育不良或闭塞；
3. 症状性优势侧椎动脉狭窄。

目前，椎动脉支架成形术是治疗椎动脉狭窄或闭塞的主要手段。

 基底动脉闭塞

左右两侧的椎动脉上行进入头颅内交汇，合为一支"基底动脉"。

倘若基底动脉闭塞，大部分患者会出现后循环缺血症状，如头晕、头胀、视物旋转、步态不稳等，严重时会出现一侧肢体偏瘫。这可能会导致突发晕厥等，使得该病预后很差。

一般情况下，患者即使经过积极的药物治疗，仍预后不良。

使基底动脉恢复血供的手段之一是颅内外血管搭桥手术，包括枕动脉 – 大脑后动脉吻合术、颞浅动脉 – 小脑上动脉吻合术等。

罡院长的特别提醒

　　季节转换，气温大幅下降时，脑梗死易进入高发时段。

　　对于脑梗死而言，预防的意义大于治疗，应积极地控制高血压、高血糖、高血脂等高危因素。一旦患者发生脑梗死，要及时将其送到医院救治，通过溶栓或血管介入治疗挽救生命。

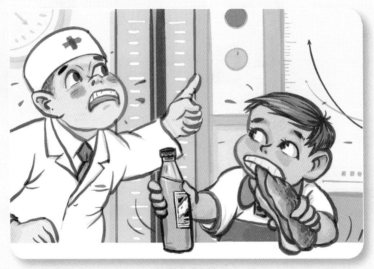

控制血压血糖

　　颈部和脑部血管要定期检查，如发生慢性血管狭窄或闭塞，规范的治疗可以降低脑梗死不良事件的发生。

　　怀疑脑梗死时，请预约神经内科门诊或脑卒中多学科门诊；确定需要外科干预时，再至神经外科或介入科就诊。

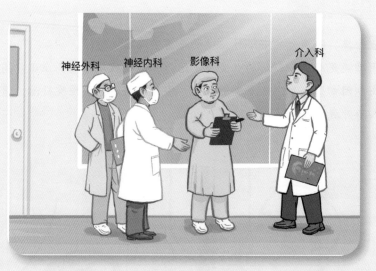

神经外科　　神经内科　　影像科　　　介入科

脑梗死的治疗需要多科协助诊治

知识小卡片

脑梗死

定义：脑梗死，系由各种原因所致的局部脑组织区域血液供应障碍，可导致脑组织缺血缺氧性坏死，进而产生相应的神经功能缺失表现。

流行病学：脑梗死约占脑卒中发病数的80%，好发于45～75岁的中、老年人，此病在我国的平均发病年龄为66.5岁，男性稍多于女性，是一个高致残率及高致死率的疾病。

临床表现：脑梗死的前驱症状无特殊性，部分患者可能有头昏、一时性肢体麻木、无力等短暂性脑缺血发作的表现。脑梗死起病急，多在休息或睡眠中发病，其临床症状在发病后数小时或1～2天达到高峰。出现以下症状时应高度怀疑急性脑梗死：舌根发硬、面瘫、手指麻木、下肢软弱无力。

治疗方式：本病的治疗原则是争取超早期治疗，在发病4.5小时内尽可能进行静脉溶栓治疗，在发病8小时内有条件的医院可进行适当的急性期血管内干预；对于颅内动脉狭窄导致的频繁脑梗死发作，可以采取颈动脉剥脱术、血管内支架置入术、复合手术等方案处理。

视频资源

脑中风？可能血管"堵车"了！

缺血性脑卒中？预防大于治疗！

13

头痛

近 1/4 的中国人正在遭受头痛的困扰，有你吗？

罡院长周一的门诊上来了一位挺不像患者的患者。这位患者看上去挺正常，一点儿都不像患了病。但她说："医生，我老是头痛，最痛的时候眼睛都睁不开。虽然头痛持续时间长短不一，但最后总是莫名其妙地就好了。我是不是得了什么绝症？"

头痛？绝症？

中国头痛流行病学调查结果表明，我国 18～65 岁人群中，原发性头痛发病率为 23.8%，近 1/4 中国人遭受头痛困扰。

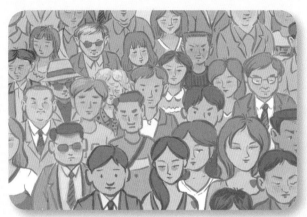

近 1/4 中国人遭受头痛困扰

　　头痛为临床常见的症状，是指眉弓、耳廓上部、枕外隆突连线以上部位的疼痛。常见的头痛有紧张性头痛和偏头痛，发病率分别为 10.77% 和 9.3%。

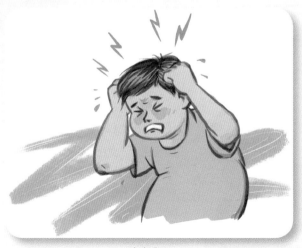

头痛难忍

头痛的分类

原发性头痛

原发性头痛主要分为紧张性头痛、偏头痛和丛集性头痛三类。

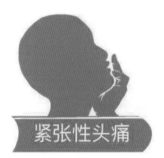
紧张性头痛

头痛位置：双侧
头痛性质：紧绷，非搏动性
疼痛强度：轻度
对日常生活的影响：无影响
其他症状：无
持续时间：持续约 30 分钟

头痛位置：单侧或双侧
头痛性质：搏动性
疼痛强度：中度至重度
对日常生活的影响：有影响
其他症状：可伴随先兆症状。①视觉症状：感到灯光闪烁、失明；②感觉症状：麻木钝感；③言语障碍
持续时间：成年人 4～72 小时；12 岁及以上未成年人 1～72 小时

偏头痛

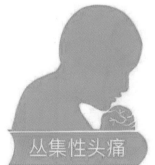
丛集性头痛

头痛位置：单侧眼周
头痛性质：变化较多
疼痛强度：重度至极重度
对日常生活的影响：不安或躁动
其他症状：①眼睛或鼻子充血，易流泪或流涕；②眼睛肿胀；③前额及面部出汗；④瞳孔缩小或眼睑下垂
持续时间：15～180 分钟

原发性头痛的分类和特点

继发性头痛

继发性头痛指继发于某种明确疾病的头痛。

（1）颅内占位

如脑肿瘤、颅内转移瘤等，早期往往无头痛症状，随着肿瘤增大，颅内压增大导致头痛。

（2）脑血管疾病

如蛛网膜下腔出血、急性脑出血、脑梗死等，常突然起病，引起头痛。

（3）颈椎病

一方面，颈椎病会累及颈部肌群，引起颈部肌肉持久痉挛性收缩，导致肌肉的血液循环障碍，从而引起头痛。

另一方面，颈神经受到刺激、压迫或损伤也会引起头痛，虽然症状仍以颈部疼痛为主，但有时也会放射至头部而引起头痛。

（4）高血压性头痛

青壮年高血压引起的头痛多类似于偏头痛；中老年高血压头痛多为前额、后枕部痛，也可为全头痛，低头或屏气用力可使头痛加重。

晨醒时头痛较重，起床活动后常减轻。头痛与高血压有直接的关系，控制血压可缓解头痛。

（5）神经痛

如三叉神经痛、枕神经痛等。

警惕头痛的伴随症状

临床上，患者除头痛外，常出现其他伴随症状。若出现以下伴随症状，需要引起重视，及时就医。

- 剧烈呕吐
- 眩晕
- 发热
- 慢性进行性头痛伴精神症状
- 头痛突然加剧伴意识障碍
- 视力障碍
- 脑膜刺激征
- 癫痫发作

伴剧烈呕吐

伴视力障碍

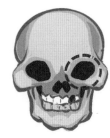

慢性进行性头痛伴精神症状

头痛突然加剧，伴意识障碍

伴眩晕

伴发热

伴脑膜刺激征

伴癫痫发作

头痛伴随症状

 头痛的治疗

原发性头痛

急性期治疗：采用药物治疗。

预防性治疗：除药物治疗外，还包括吸氧、针灸等疗法。

继发性头痛

对症处理：对于无法立即纠正病因的继发性头痛，可针对头痛及其他伴随症状予以适当的对症处理，缓解病情。

治疗原发性疾病：若病因明确，应及时消除病因，积极治疗原发性疾病。

罡院长的特别提醒

头痛是神经领域常见的临床症状，其发病原因繁杂，故精准的诊断和治疗是当下不容忽视的目标。

目前，苏州大学附属第一医院开设"头痛专病门诊"，可以为大部分原发性头痛患者提供规范化诊断与鉴别、治疗与随访，并实现电子病历数据收集；同时，可以发现大部分继发性头痛的病因，为患者的下一步治疗提供指导意见。

头痛不能"拖"，科学就医很重要！

知识小卡片

头　痛

定义：通常将局限于头颅上半部，即眉弓、耳廓上部和枕外隆突连线以上部位的疼痛统称为头痛。

流行病学：我国 18~65 岁人群中，原发性头痛发病率为 23.8%，近 1/4 中国人遭受头痛困扰。

临床表现：头痛程度可以从轻到重，疼痛时间长短不一，形式多种多样，常见胀痛、闷痛、撕裂样痛、电击样痛、针刺样痛，部分患者伴有血管搏动感和头部紧箍感，以及恶心、呕吐、头晕等症状。头痛依据严重程度产生不同危害，病情严重时患者可丧失生活和工作能力。

治疗方式：防治头痛应减少可能引发头痛的一切病因，包括避免头、颈部的软组织损伤、感染，避免接触及摄入刺激性食物，避免情绪波动等，同时还应及时诊断及治疗会引起头痛的原发性疾病。镇静药、抗癫痫药以及三环类抗抑郁药对于预防偏头痛、紧张性头痛等原发性头痛发作有一定效果。

视频资源

你的头痛，真的是病吗？

什么样的头痛一定要就医？

头痛，忍忍就过去了？

头痛伴有这些症状，一定要警惕！

学生头痛是否要到医院检查？

失眠

睡呀睡呀睡呀睡呀睡呀睡呀……睡！不！着！

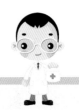

　　每年中小学一放假，"老母亲"就成了"矛盾体"。神兽归笼，"老母亲"本应轻松快乐迎接每一天。可是每晚陪娃写作业，"老母亲"没有了自己的闲暇时间，唯有睡前刷刷手机。刷着刷着，一不小心就到了深夜。

　　关灯、酝酿、数羊……可怎么也睡不着。

　　晚上睡不着，早上起不来。"老母亲"每天都过得很崩溃，于是拖着疲惫的身躯来到了罡院长的门诊。

　　罡院长推了推眼镜，无奈地说道："怎么回事？最近咨询失眠的患者真的有点多！"

　　睡不着，已经成为当代人的通病。中国睡眠研究会发布的《2021年运动与睡眠白皮书》显示：当下我国有3亿人存在睡眠障碍，2020年的调查结果显示，中国成年人的失眠发生率高达38.2%。

　　失眠是指无法入睡或无法保持睡眠状态，从而导致睡眠不足，是一种常见病。

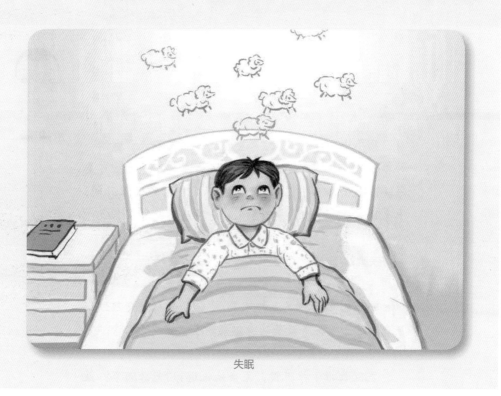

失眠

失眠的症状

入睡困难：超过 30 分钟才能睡着。

维持睡眠困难：睡眠浅、频繁醒来，醒后再次入睡困难。

早醒：醒得很早。

白日症状：疲劳困倦、易怒、注意力不集中。

失眠的原因

　　失眠可以分为原发性失眠和继发性失眠两类，根据不同的类型，失眠的主要原因如下。

原发性失眠	继发性失眠
精神类疾病（如焦虑、抑郁）	习惯因素（大量饮咖啡、高强度工作）
酒精或药物成瘾	环境因素（环境改变干扰睡眠）
随年龄增长而增强的生理改变	躯体因素（胃部不适等疾病）
不宁腿综合征、睡眠呼吸暂停综合征	精神因素（过度紧张或兴奋等）

 失眠的治疗

改善失眠小贴士

失眠可以通过调节生活方式得到改善，良好的睡眠习惯有助于身心健康。

- 给自己设定一个睡眠时间，提前半小时上床；
- 控制电子设备使用时间；
- 适当增加体育运动；
- 采取正确的睡姿：平卧或右侧卧位睡眠最佳；
- 控制饮食：睡前避免摄食过多，从下午开始避免饮用奶茶、咖啡、酒精等饮品；
- 营造舒适的睡眠环境：房间通风，选择合适的睡衣、被褥等；
- 控制夜间排尿次数；
- 减少白日睡眠时间，避免昼夜颠倒；
- 提防心理问题。

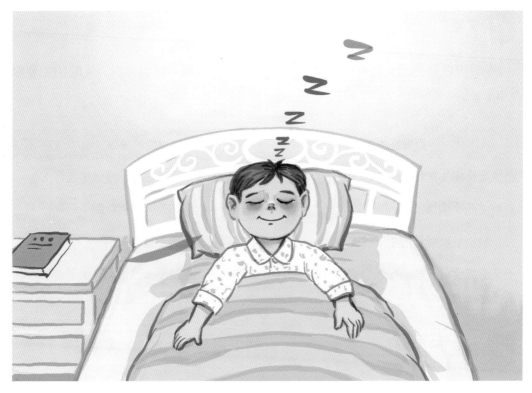

顺利入眠

罡院长的特别提醒

睡眠障碍已经成为神经科门诊第二大常见疾病，一般失眠可以通过调节生活方式得到缓解，对于持续的失眠、经过自我调节仍无法缓解的失眠、失眠合并头痛头晕等症状，应及时就医。

苏州大学附属第一医院目前已开设失眠门诊，希望通过科学规范的诊疗，为广大失眠患者排忧解难。

失 眠

定义：失眠是指各种原因引起入睡困难、睡眠程度过浅或频度过短、早醒及睡眠时间不足或质量差的一种睡眠障碍综合征。

流行病学：在我国，超过3亿人有睡眠障碍。成年人失眠率高达38.2%，老年人失眠更为常见，这个数据仍在逐年攀升。

临床表现：失眠常表现为以下8大症状，包括入睡困难、易醒或醒后难以入睡、睡眠质量差、睡眠不稳、早醒、多梦、身体不适及烦躁。

治疗方式：目前，失眠的治疗方式主要有药物治疗和康复治疗。药物治疗所用药物主要包括苯二氮䓬类、新型非苯二氮䓬类、抗精神病药、抗组胺药、松果体素、抗抑郁药等。康复治疗主要包括心理治疗、睡眠卫生教育和认知行为疗法。

视频资源

你的睡眠质量还好吗？

提高睡眠质量，这么做就对了！

失眠吃褪黑素有什么副作用？

手术前一晚失眠了怎么办？

手术前可以服用安眠药吗？

开颅手术后多久才能醒？

15

脑膜瘤

忍忍也就
过去了？有的
痛，忍不得！

马阿姨是小区里的运动达人，健身操、广场舞……样样很在行。

但最近半年来，马阿姨总感觉脑壳痛，她有些不在意地说道："说是痛，其实也没那么痛，忍忍也就过去了。"忍了半年，马阿姨在看到苏州大学附属第一医院微信公众号"罡院长谈脑病"系列之谈"头痛"后，当机立断，预约就诊。

罡院长在仔细询问马阿姨的病情后，建议她做个头颅磁共振检查。这一查才知道，马阿姨的头痛，竟是由脑膜瘤引起的！

　　人的颅骨和脑组织之间有 3 层膜，由外到内依次是硬脑膜、蛛网膜和软脑膜，三者合称脑膜。脑膜瘤正是起源于脑膜及脑膜间隙的衍生物，大部分来自蛛网膜细胞。

　　脑膜瘤是中枢神经系统最常见的原发性肿瘤之一，约占中枢神经系统肿瘤的 30%。脑膜瘤发病高峰年龄约在 45 岁，其中女性多于男性，在儿童中少见。也曾有文献报道关于脑膜瘤家族史的病例。

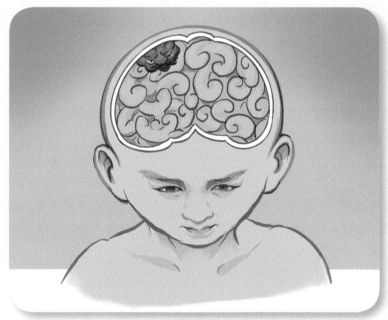

脑膜瘤

脑膜瘤的症状

老百姓应如何根据自身症状来初步判断自身症状是否和脑膜瘤有关呢？

脑膜瘤是颅内肿瘤的一种，在具有颅内肿瘤常见临床表现的同时，也有着自身的特点。

早期症状出现较晚，病程长

多数脑膜瘤生长慢、病程长，脑膜瘤患者通常要数月乃至数年的时间才会出现症状。

颅内压增高症状

作为颅内肿瘤，任何部位的脑膜瘤压迫都会引发颅内压增高。但由于脑膜瘤的生长特性，患者往往无明显症状，许多仅表现为轻微头痛。

骨质变化

靠近颅骨的脑膜瘤常可影响相邻的颅骨，使骨板受压变薄，或骨板部分被破坏，甚至穿破骨板导致头皮局部隆起。

局灶性症状

脑膜瘤根据部位的不同，可以引发各种不同的临床特征。如果压迫视神经、听神经、嗅神经，可导致视力视野、听觉、嗅觉障碍。在老年患者中，以癫痫发作为首发症状较多见。

临床症状的判断固然重要，但想要确诊，仍需要到医院完善影像学检查，如磁共振检查和CT，症状与检查相结合才是确诊脑膜瘤的关键。

脑膜瘤的性质

肿瘤的性质往往决定了疾病的预后。

大多数脑膜瘤是良性的，良性脑膜瘤占全部脑膜瘤的 65%～80%。其具有生存期长、侵袭性低、复发率低、组织分化好、生长缓慢的特点，常可通过手术全部切除，达到治愈的效果。

恶性脑膜瘤的比例不足 3%，需要手术后辅助放射治疗联合控制。

非典型脑膜瘤占 20%～35%，侵袭性和复发性介于良性和恶性脑膜瘤之间。

 脑膜瘤的治疗

脑膜瘤的治疗方法包括手术切除、放射治疗、其他治疗等。其中，手术切除脑膜瘤是最有效的治疗手段。

随着显微手术技术的发展，脑膜瘤的手术效果不断提高，使大多数患者得以治愈。对于位置刁钻、无法全部切除的良性脑膜瘤以及少数恶性脑膜瘤，手术切除后需要结合放射治疗。临床证实，放射治疗对于延长肿瘤的复发时间是有效的。

激素治疗、基因治疗、中医治疗等治疗方法，尚待进一步研究。

脑膜瘤会复发吗?

值得注意的是，脑膜瘤首次切除后，如果在原发部位残存一些肿瘤，可能会引起肿瘤复发。

罡院长的特别提醒

脑膜瘤是中枢神经系统最常见的肿瘤之一，多数生长缓慢、病程长，临床症状不明显，因此一般发现较晚。

随着医学技术的进步，人们健康意识的增强，脑膜瘤的发现率有明显增高的趋势。如有症状及时就诊，早发现、早治疗，大部分脑膜瘤都可以被治愈。

医学技术日新月异，人们大可不必"谈瘤色变"，规范精准的治疗是战胜脑膜瘤的有力武器。

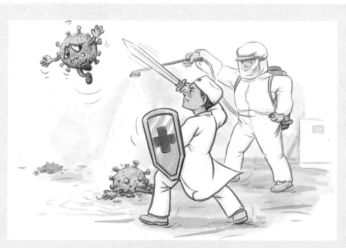

大部分脑膜瘤可以被治愈

脑膜瘤

定义：脑膜瘤起源于脑部和脊髓的蛛网膜颗粒细胞，是中枢神经系统最常见的良性肿瘤之一。

流行病学：脑膜瘤约占所有颅内肿瘤的37.6%，并且随着年龄的增长脑膜瘤发病率逐渐增加。

临床表现：大多数的脑膜瘤呈膨胀性生长，早期肿瘤体积较小时症状较轻且无明显神经功能缺损，因此早期脑膜瘤容易被忽视；但是后期在肿瘤较大的情况下，患者会出现头痛、恶心、呕吐的颅内压增高症状，并且由于肿瘤生长的位置不同，也可以出现视力视野、嗅觉或听觉障碍及肢体运动障碍等局灶性神经功能受损症状。

治疗方式：现在脑膜瘤以手术治疗为主，同时根据肿瘤切除情况以及病理分级辅以放射治疗。随着显微神经外科技术的发展和应用，脑膜瘤的全切率也越来越高。良性脑膜瘤全部切除的效果极佳，但部分脑膜瘤由于其生长位置的特殊性无法做到全部切除，另外还有少数恶性脑膜瘤也无法全部切除。上述两种情况需要在手术切除后辅以放射治疗。目前研究显示，影响脑膜瘤预后的因素主要包括患者的年龄，基础病的情况，脑膜瘤的病理性质、大小、数量、生长位置、手术中是否完全切除，以及脑膜瘤有无引起明显的神经功能缺失等。

视频资源

什么是脑膜瘤？   脑膜瘤，可以治！

颅内动脉狭窄

血管堵了，装上支架，然后呢？

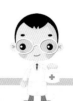

罡院长周一的门诊上来了一对"有趣"的老夫妻。大娘一边推搡着老伴张大爷，走进罡院长的诊室，一边念叨着："叫你别抽这么多烟，别抽这么多，怎么就是不听话？"张大爷弱弱地抗议："你看隔壁老王，和我一样，可人家好好的。这和抽烟没关系啦！"

罡院长仔细评估了张大爷的情况，无奈地说道："出院时大夫是不是反复强调'装了支架要戒烟'？怎么又抽上了呢？"张大爷惊讶地说道："不是装了支架就不会再堵了吗？抽烟不怕的呀，我身边的朋友都这么说！"

装上支架，血管就进了"保险箱"吗？

随着国民经济的发展、生活水平的提高和老龄化社会的到来，心脑血管疾病已经成为影响我国居民健康的主要疾病之一。近年来，介入材料、技术以及医疗水平急速发展，使支架在临床上的应用越来越广泛。

支架长啥样？

支架并非长得千篇一律。实际上，支架的分类有很多，比如：按照在血管内的释放方式，支架可分为自膨式支架、球囊扩张支架；按照表面处理情况分，可分为裸支架、药物涂层支架、覆膜支架；按照释放部位的不同，可分为冠状动脉支架、颅内动脉支架、肾动脉支架、外周血管支架、主动脉支架等。

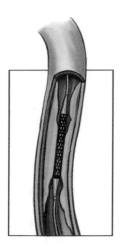 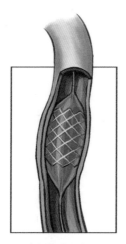 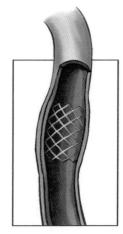

支架治疗示意图

 哪些疾病需要支架治疗？

总的来说，支架主要有两大用途：第一，治疗动静脉狭窄或者闭塞的病变，常见的疾病有冠心病、颅内外血管狭窄（颈动脉狭窄、椎动脉狭窄、大脑中动脉狭窄等）、颅内静脉窦血栓、肾动脉狭窄、下肢动脉狭窄等；第二，治疗动脉瘤或者血管的瘤样扩张，常见的疾病有颅内动脉瘤、颅内夹层动脉瘤、主动脉瘤、主动脉夹层等。

冠心病
颅内外血管狭窄

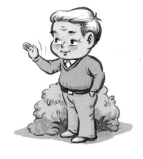

颅内静脉瘤
颅内夹层动脉瘤

颅内静脉窦血栓
肾动脉狭窄
下肢动脉狭窄

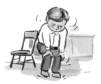
主动脉瘤
主动脉夹层

支架治疗疾病种类

 ## 支架植入后要注意什么？

　　支架在临床上应用广泛，根据植入部位、疾病类型的不同，临床上的注意细节也是有所差异的。

冠状动脉支架植入术
术后注意事项

　　1. 严格遵医嘱服药，抗血小板聚集药物的使用根据支架的类型及患者的病情来决定；一般行双联抗血小板治疗 12 ～ 18 个月。

　　2. 定期复诊，术后 1 个月第一次复诊，根据病情此后 3 个月、6 个月、12 个月复诊。

　　3. 进行生活方式管理，适度运动，低盐低脂饮食，多食用水果、蔬菜、鱼肉、豆制品等，不宜食用大量动物内脏及其他高脂肪、高胆固醇食物。

　　4. 控制危险因素，严格控制血压、血糖、血脂等指标。

　　5. 保持充足的睡眠和乐观的情绪。

颅内外动脉支架植入术（针对颈动脉狭窄、椎动脉狭窄、大脑中动脉狭窄等）

术后注意事项

1. 严格遵医嘱服药，抗血小板聚集药物的使用根据支架的类型及患者的病情来决定；一般行双联抗血小板治疗 3 ~ 6 个月，后行单抗血小板治疗，他汀类药物能有效控制血脂。

2. 定期复诊，术后 1 个月第一次复诊，根据病情此后 3 个月、6 个月复诊。

3. 严格控制血压、血糖、血脂等指标，防止动脉粥样硬化进一步进展。

4. 适度运动，清淡饮食，保持充足的睡眠。

肾动脉狭窄支架植入术

术后注意事项

1. 继续坚持针对病因进行治疗。

2. 坚持用药，除了治疗原发性疾病的药物以外，还要服用抗血小板聚集药物，防止支架部位出现再狭窄和血栓形成。

3. 继续控制高血压并保护肾脏。

4. 定期复查，了解支架通畅情况。

下肢动脉支架植入术

术后注意事项

1. 术后 3 天须防止穿刺部位出血及血栓形成，可应用低分子肝素控制凝血，术后 4 ~ 6 小时严格卧床，用弹力绷带加压包扎。

2. 术后应长期服抗血小板药物以防止血管再次狭窄。

3. 严格控制血压、血糖、血脂等指标。

动脉瘤支架辅助栓塞术（针对颅内动脉瘤、颅内夹层动脉瘤、主动脉瘤、主动脉夹层等）

术后注意事项

1. 严格行抗血小板治疗，或根据具体术式结合抗凝治疗。

2. 严格控制血压、血糖、血脂等指标。

3. 定期复查，一般为术后 1 个月、3 个月、6 个月和 12 个月，必要时复查 CTA、DSA，观察动脉瘤是否有残留、复发等情况。

4. 保持乐观的情绪。

 ## 支架植入术后常见误区

误区一：支架植入后血管疾病可治愈

血管疾病可防可控，但并非全都可以治愈。支架的主要作用是防止急性突发事件，改善生活方式及积极的药物治疗也非常关键。

误区二：植入支架后不能做磁共振检查

早期的支架是不锈钢材质，植入支架的患者不可以做磁共振检查。

近年来随着材料学的发展，支架逐渐采用钴铬合金、镍钛合金、高分子可降解材料制作，磁共振检查不会对其造成影响。

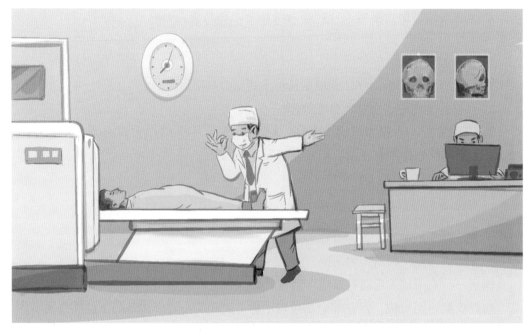

支架植入后可行磁共振检查

误区三：支架会移动

一般支架紧贴血管，随着术后时间延长，其逐渐包埋在血管壁内，建议半年内不要剧烈运动。待支架稳定后，常规的运动不会引起支架移位。

罡院长的特别提醒

心脑血管疾病的发病率在不断增长，及时合理的治疗能够有效减轻疾病带来的负担。支架是有力的治疗"武器"，它可以治疗许多类型的血管疾病，但支架植入术不是一劳永逸的。

在行支架植入术后还应建立科学的生活方式和行为习惯，严格遵医嘱服药，积极控制危险因素。

知识小卡片

颅内动脉狭窄

定义：颅内动脉狭窄是指各种原因导致的颅内血管直径变小，使血流动力学受到影响，从而导致脑供血减少。颅内动脉狭窄是缺血性脑卒中的重要病因，常继发于高血压、糖尿病、高脂血症等疾病。

流行病学：我国每年新发的脑卒中患者约200万人，其中70%为缺血性脑卒中。在缺血性脑卒中中，约50%是颅内动脉狭窄所致，颅内动脉狭窄导致我国每年有40万至50万例脑卒中发生。

临床表现：颅内动脉轻度狭窄可无症状，或伴有轻微的头晕头痛；中至重度狭窄常表现出相应的症状，称为"症状性颅内动脉狭窄"，常见的症状有头晕头痛、记忆力减退、意识障碍、黑蒙、一侧肢体麻木／无力、言语不利等。

治疗方式：针对颅内动脉狭窄，应该以预防为主，包括危险因素的控制、饮食的调整、生活方式的改变等。内科治疗主要包括早期他汀类药物的使用，必要时行双联抗血小板治疗。介入治疗主要包括血管成形术和支架植入术。

视频资源

支架植入术
后常见误区
（一）

支架植入术
后常见误区
（二）

椎管内肿瘤

出现"难言之隐"，也可能是脊髓病变导致的！

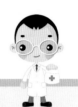

最近，罡院长的专家门诊上来了一位小伙子。罡院长问他哪里不舒服，小伙子吞吞吐吐，始终难以开口。

原来，近两年小伙子下肢力量越来越差，最近几天竟然出现了小便失禁的情况。当地医院在检查后发现，原来是腰椎里长了一个肿瘤。小伙子也到处打听，原来小便失禁也可能是中枢神经系统出了问题。

小伙子带着疑惑挂了神经外科门诊。椎管里长肿瘤为什么要挂"脑外科"的门诊？

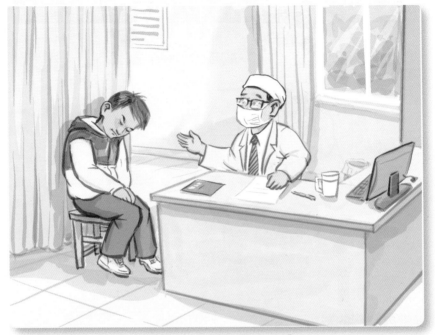

椎管内的肿瘤会引起"难言之隐"

 "脑外科"等于"神经外科"?

在 20 多年前，很多医院有"脑外科"这个科室，诊治范围包含整个神经系统疾病。而随着医疗的发展和完善，现在大多数医院的此科室都称为"神经外科"。

神经主要包含中枢神经和周围神经，中枢神经又包含脑和脊髓，所以神经外科诊治范围包括脑、脊髓以及周围神经。早期叫"脑外科"的原因是收治的患者以脑部病变为主。其实，在大部分医院"脑外科"等于"神经外科"。

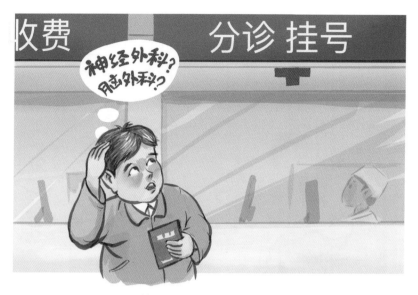

挂号，神经外科？脑外科？

 椎管内肿瘤的发病率高吗？

椎管内肿瘤的发病率为（0.9～2.5）/10万，约为颅内肿瘤发病率的1/10，可发生在从颈椎至尾椎的任何节段，也可以发生于任何年龄段。其中，胸段肿瘤最多，约占椎管内肿瘤的一半。良性肿瘤占比约3/4，恶性肿瘤约占1/4。

 椎管内肿瘤的分类

从解剖学的角度来讲，椎管内肿瘤分为三类，分别是髓内肿瘤、髓外硬膜下肿瘤和硬膜外肿瘤。其中，髓内肿瘤主要包括室管膜瘤和星形细胞瘤；髓外硬膜下肿瘤主要包括神经鞘瘤、脊膜瘤和脂肪瘤；硬膜外肿瘤主要包括转移瘤和淋巴瘤。此外，还有一些先天性肿瘤如上皮样囊肿、皮样囊肿、畸胎瘤等。

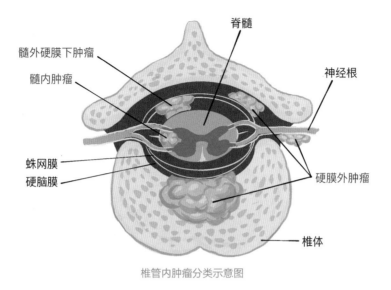

椎管内肿瘤分类示意图

 出现哪些症状，怀疑椎管内肿瘤？

总的来说，椎管内肿瘤临床进程分为三个时期。

1. 刺激期：沿神经根分布区的神经根痛。

2. 脊髓部分受压期：肿瘤平面以下同侧上运动神经元性瘫痪、深感觉触觉减退，对侧肿瘤平面2—3节段以下痛温觉丧失。

3. 脊髓瘫痪期：肿瘤平面以下深、浅感觉消失，肢体瘫痪，自主神经功能障碍，如大小便失禁。

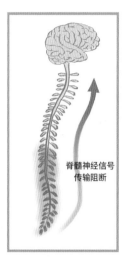

脊髓神经信号
传输阻断

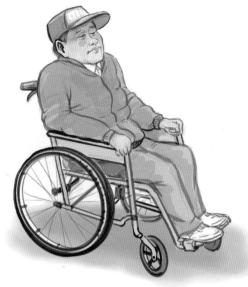

截瘫

 发现椎管肿瘤，怎么办？

　　显微神经外科手术是椎管内肿瘤最安全、最根本的治疗方式。对于椎管内良性肿瘤，通过手术可以得到很高的治愈率。对于椎管内恶性肿瘤，应采取以手术治疗为主、放疗化疗为辅的综合治疗，在保护神经的前提下，尽可能地切除肿瘤，从而缓解症状，延长患者生存期。

罡院长的特别提醒

　　发现椎管内肿瘤，应尽快至神经外科就诊。随着医疗的进步，大部分椎管内肿瘤可以得到治愈。对于恶性肿瘤，在功能保护的前提下也应最大限度地予以切除，并明确性质以便进一步治疗。

知识小卡片

椎管内肿瘤

定义：椎管内肿瘤又称脊髓肿瘤，是发生于脊髓本身或脊髓周边组织的原发性肿瘤和转移性肿瘤的总称。

流行病学：椎管内肿瘤的发病率为（0.9～2.5）/10万，约为颅内肿瘤的1/10。其中，胸段肿瘤最多，约占椎管内肿瘤的一半。

临床表现：早期以刺激症状为主，主要表现为神经根痛；中晚期以压迫、破坏症状为主，表现为感觉障碍、感觉异常、运动障碍、大小便失禁等。

治疗方式：显微神经外科手术切除是椎管内肿瘤的首选治疗方法。手术治疗的总体原则是术中结合超声技术、神经电生理监测等手段，在不加重脊髓损伤的前提下，尽可能地将肿瘤全部切除，解除脊髓压迫，最大限度地保护脊髓和脊神经功能，减少术后并发症。

视频资源

脑外科与神经外科有什么区别？

出现哪些症状要怀疑椎管内肿瘤？

椎管内肿瘤的分类

发现椎管内肿瘤怎么办？